影像检查

这样做更快更准

上海市医学会
上海市医学会医学影像技术专科分会　组编

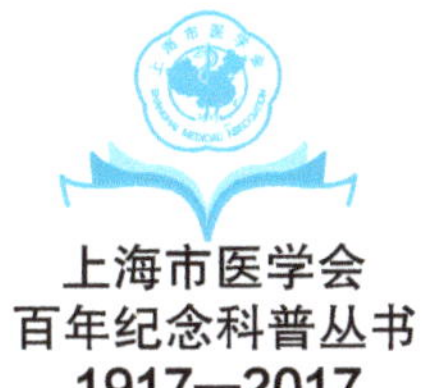

上海市医学会
百年纪念科普丛书
1917—2017

上海科学技术出版社

图书在版编目(CIP)数据

影像检查这样做更快更准 / 上海市医学会,上海市医学会医学影像技术专科分会组编. —上海:上海科学技术出版社,2017.11
(上海市医学会百年纪念科普丛书)
ISBN 978 - 7 - 5478 - 3716 - 0

Ⅰ.①影…　Ⅱ.①上…②上…　Ⅲ.①影象诊断　Ⅳ.①R445

中国版本图书馆 CIP 数据核字(2017)第 238765 号

影像检查
这样做更快更准

上海市医学会
上海市医学会医学影像技术专科分会　　组编

上海世纪出版(集团)有限公司
上海科学技术出版社　出版、发行
(上海钦州南路 71 号　邮政编码 200235　www.sstp.cn)

字数:110 千　　　　印张 7.25
2017 年 11 月第 1 版　2017 年 11 月第 1 次印刷
ISBN 978 - 7 - 5478 - 3716 - 0/R·1454
定价:30.00 元

内容提要

每年的年度体检中，你会选套餐还是个性定制？做胸部检查时是选 X 线摄片还是 CT？有没有人向你推荐 PET/CT、钼靶？有没有女同事拍片体检后不久发现"不小心"怀孕了，纠结着要不要打胎？

人生难免病痛，当你拿着医生开的检查申请单来到 CT、MR 机房时，会不会被"滚筒洗衣机""太空舱"一样的庞然大物吓一跳？躺进去，耳边是轰鸣巨响，怕不怕？检查前，医生要求脱衣服，脱了又脱甚至内衣也保不住；好不容易做完检查，医生说还要打一针做个"增强"，你火不火？

陪年迈的父母看病，想让病痛中的老人少受罪而要求做床边拍片，医生却说不可以；推着轮椅来到 MR 机房，医生却说轮椅不能进；做冠脉造影检查，一会儿呼气、一会儿吸气、一会儿屏气，练了好长时间……

我们知道医学影像技术日新月异，给诊断和治疗带来了极大的便利；但是我们不知道这些技术各自的特点，不懂怎样经济、安全地选好项目；我们听不懂专科医生的"奇怪"要求，不知道怎样又快又好地完成检查。

这本书可以让你消除影像检查中最常见的误解，了解医患之间最常见的沟通问题。由此，你可以更快更准，当然还有更少辐射、更少不良反应地完成检查，第一时间拿到最有临床价值的检查报告。

总 序

上海市医学会成立于 1917 年 4 月 2 日，迄今已有 100 年的悠久历史。成立之初以"中华医学会上海支会"命名，1932 年改称"中华医学会上海分会"，1991 年正式更名为"上海市医学会"并沿用至今。

百年风雨，世纪沧桑，从成立之初仅 13 人的医学社团组织，发展至今已拥有 288 家单位会员、22 000 余名个人会员，设有 92 个专科分会和 4 个工作委员会，成为社会信誉高、发展能力强、服务水平好、内部管理规范的现代科技社团，荣获上海市社团局"5A 级社会组织"、上海市科协"五星级学会"。

穿越百年历史长河，上海市医学会始终凝聚着全市广大医学科技工作者，充分发挥人才荟萃、智力密集、信息畅通、科技创新的优势，在每一个特定的历史时期，在每一次突发的公共卫生事件应急救援中，均很好地体现了学会的引领带动作用。近年来，在"凝聚、开放、服务、创新"精神的指引下，学会不忘初心，与时俱进，取得了骄人的成绩。

2016 年，习近平总书记在"全国卫生与健康大会"上发表重要讲话，指出"没有全民健康就没有全面小康"，强调把人民健康放在优先发展的战略地位。中共中央国务院印发的《"健康中国 2030"规划纲要》明确了"共建共享、全民健康"是建设健康中国的战略主题，要求"普及健康生活、加强健康教育、提高全民健康素养"，要推进全民健康生活方式行动，要建立健全健康促进与教育体系，提高健康教育服务能力，普及健康科学知识等。上海市医学会秉承健康科普教育的优良传统，认真践行社会责任，组织动员广大医学专家积极投身医学科普创作与宣传教育。

近年来，学会重点推出了"健康方向盘"系列科普活动、"架起彩虹桥"系列医教帮扶活动和"上海市青年医学科普能力大赛"三项科普品牌。通过科普讲座、咨询义诊、广播影视媒体宣传以及推送科普文章或出版科普读物等多形式、多渠道,把最前沿的医学知识转化成普通百姓健康需求的科普知识,社会反响良好。配合学会百年华诞纪念活动,其间重点推出了百场科普巡讲活动和百位名医科普咨询活动。上海市医学会以其卓有成效的科普宣教工作受到社会各界好评,荣获上海市科委颁发的"上海科普教育创新奖—科普贡献奖(组织)二等奖"、中华医学会"优秀医学科普单位"和"全国青年医学科普能力大赛优秀组织奖",成为上海市科协"推进公民科学素质"百家示范单位之一。

为纪念上海市医学会成立 100 周年,同时将《"健康中国 2030"规划纲要》精神进一步落到实处,我们集中上海医学界的学术领袖和科普精英编著出版这套科普丛书,为大众提供系统的医学科普知识以及权威的疾病防治指南,为"共建共享、全民健康"的健康中国建设添砖加瓦。在这套丛书里,读者既可以"读经典"——呈现《再造"中国手"》等丰碑之作,重温医学大家叱咤医坛的光辉岁月,也可以"问名医"——每本书约有 100 名当代名医答疑解惑,解决现实中的医疗健康困扰。既可以通过《全科医生,你家的朋友》佳作,找到你的家庭医生,切实地感受国家医疗体制改革的努力给大众带来的健康保障;也可以领略《从"削足适履"到"量身定制"——医学 3D 打印技术》《手术治疗糖尿病的疗效如何》等医学前沿信息,感受现代医学科技进步带来的福音。

经典丰满的内容,来源于团结奋进、齐心协力的编写团队。这套丛书涉及上海市医学会所属的 50 余个专科分会,编委达 2 000 余名,参与编写者近 5 000 人,堪称上海市医学会史上规模最大的一次集体科普创作。我相信,每一位参与科普丛书的编写者都将为在这场百年盛典中留下了手迹,并将这些健康科普知识传播给社会大众而引以为荣。

在此,我谨代表上海市医学会向所有积极参与学会科普丛书编著的专科分会编委会及学会工作人员,向关注并携手致力于医学科普事业发展的上海科学技术出版社表示衷心的感谢!

源梦百年、聚力同行,传承不朽、再铸辉煌。愿上海市医学会薪火不熄,祝万千家庭健康幸福!

上海市医学会 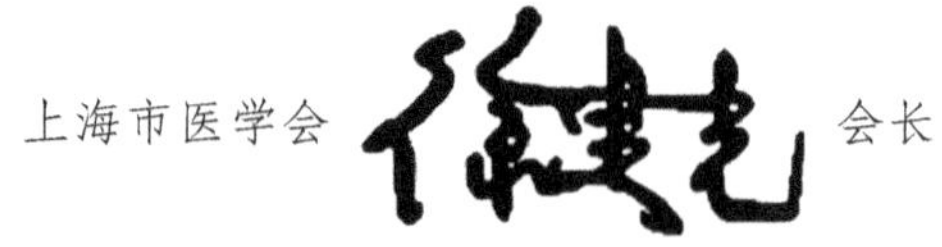 会长

2017 年 5 月

前　言

　　以 X 线成像为代表的医学影像检查在临床上使用已有近百年的历史,但在 20 世纪 80 年代以前,医学影像检查仅仅是放射科的 X 线透视和摄片。近年来,随着制造业和计算机技术的发展,医学影像发展成了集 X 线摄影、CT、MR、超声波、核医学检查等多项技术的医学检查手段。由于检查技术的不同,方法的不同以及目的的不同,很多患者和家属不理解为什么要进行不同的检查、不知道选择什么检查、不清楚如何配合检查。

　　医学影像技术专科分会在上海市医学会成立 100 周年之际,在学会的统一安排下,组织全市各大医院长期工作在临床一线的医学影像技术专家编写了这本科普读物:《影像检查这样做更快更准》。

　　本书分 3 章,共 100 多个和大家就医密切相关的医学影像检查所涉及的常见话题,逐一介绍了患者就诊时普遍关心的问题,诸如检查前如何准备? 检查中如何配合? 检查中有什么注意事项? 等等。借此希望帮助广大患者在就医过程中轻松、快速、顺利地完成影像检查,获得准确的检查报告。

　　在医学影像设备快速发展的今天,检查技术不断更新,可以预见,本读物中的有些观点不久将被更新或淘汰。加之由于编者水平有限,其中错误、疏漏之处在所难免,请根据实际情况以就医所在医院指导为准。

海军军医大学附属长海医院影像医学科副主任技师

上海市医学会医学影像技术专科分会主任委员

王敏杰

2017 年 6 月

目 录

关|怀|妇|幼

生|活|防|护| …………………………………………………………………… 082

CHAPTER THREE
微辞典

3

CHAPTER ONE

基础篇

一、医院中有哪些检查属于医学影像检查

广义医学影像检查范围包括：放射科或影像科的所有检查，以及超声科的超声检查，核医学的核素检查和 PET/CT，内镜的胃、肠镜检查，甚至病理的切片和心电图的波形图等。但目前我们所说的医学影像检查都是指在放射科或影像科进行的检查，其主要包括：X 线摄片、泌尿和消化道造影、CT 和 MR 扫描，以及 DSA 的插管造影等。上述检查的大部分由于设备价格昂贵，一般需在综合医院的医学影像科/放射科，或者独立的医学影像中心进行。检查通常由受过专业训练的医学影像技师或者医师进行，检查后由专业的医学影像医师根据检查获得的图像和数据进行诊断，最后出具针对检查部位的医学影像报告。一般情况下，医学影像检查都会附有检查图像，并且打印在专业的医用胶片上。医院中所有的这些检查以及影像科医师就像是战场上的"侦察兵"，他们个个"火眼金睛"，利用他们手里的各种先进影像设备，能及时、准确地发现"敌人"，为就诊患者检查疾病提供服务。

X 线摄片

包括胸部平片、腹部平片、四肢正侧位片等，特点是成像快、辐射低；一台典型的双板 DR(数字 X 线成像系统)，包括专门用于 X 线摄片的检查床和胸片架，可根据需要立位或卧位检查。

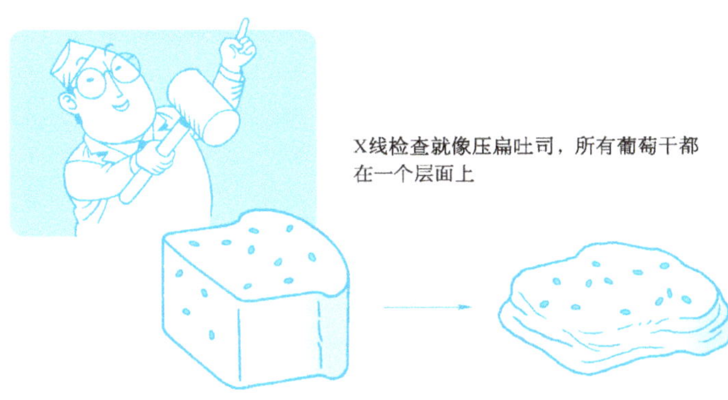

CT

CT(电子计算机 X 线断层扫描)包括全身各部位的 CT 平扫和增强,特点是密度分辨率高、速度快、可三维重建;一台具有 320 排超宽探测器的 CT 除常规 CT 平扫和增强外,还可以进行心脏冠脉和脏器灌注检查。

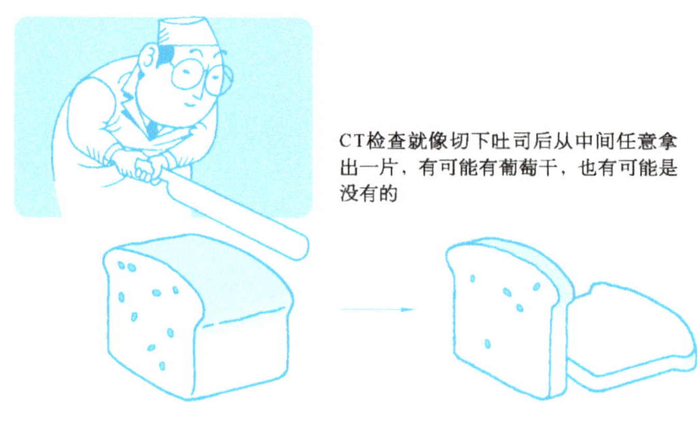

MR

MR(磁共振)包括全身各部位的 MR 平扫和增强,特点是任意层面成像、无辐射;一台具备 3.0 T 超强磁场的 MR 有超高场强和巨大磁体,使全身各部位任意层面成像成为可能。

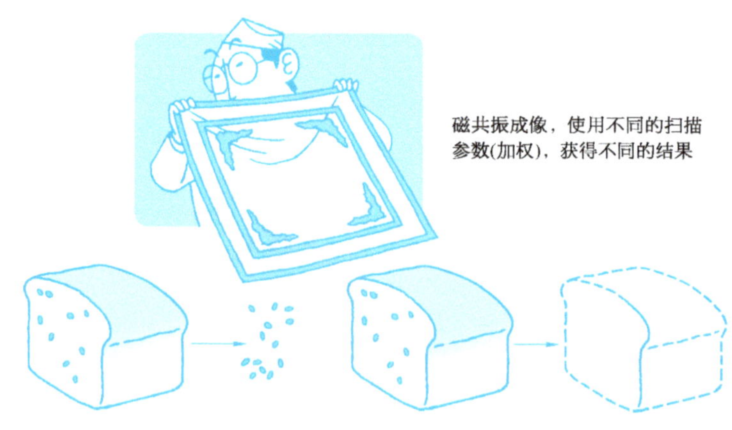

其他

医学影像检查还有超声(B 超、彩超),核医学(SPECT、PET/CT、PET/MRI)等。(详见"上海市医学会百年纪念科普丛书"《超声分册》《核医学分册》)

(戴工华)

二、如何选择医学影像检查

不同的影像学检查各有优势，从最适合疾病检查的角度，以及经济负担、检查的难易度和检查时间的长短等考虑，一般情况下临床医生会根据您的病情为您选择一个合适您病情的检查。有时候一种检查完成后还不能得到可靠、明确的诊断，也可以采用其他检查补充，这是在看病的时候经常遇见的情况。特别是在病情复杂的情况下，或者是一些重大的疾病，往往需要多种检查来互相印证，综合分析、诊断，其目的是为了给您一个最可靠、最准确的诊断结果。

当然您也可以通过自己掌握的知识，提出自己的观点和要求，或者自己直接到医院挂号后选择要求的检查，以下是各种不同影像设备最常见和最基本的选择：

骨骼、肌肉系统

（1）骨折：首选 DR（数字 X 线摄影），费用较低、检查方便、时间短；进一步检查以及指导手术选择做 CT 并同时加做三维成像。

（2）骨折后复查：首选 DR，最适合观察骨折的愈合情况以及是否有骨痂生长。一般，骨折后复查不必采用 CT 检查。

（3）关节：关节和脊柱等的骨质退变（老化）首选 DR，也可选择 CT，但 DR 相对廉价，而 CT 则可以附带看一些软组织的变化情况；而关节炎、关节肌肉、韧带损伤涉及神经、肌肉的疾病首选 MR（磁共振），当然也可选择超声检查，相对而言超声检查方便、价格低廉。

（4）骨骼肿瘤：首选 CT 检查，根据病情情况也可以选择 MR 检查，当然如无 CT、MR 设备的情况下，DR 摄片也可以发现很多问题。

中枢神经系统

（1）中枢神经系统主要包括：颅脑、脑干和脊髓神经。一般而言，涉及中枢神经的疾病比较适合 MR 的检查，但也并非其他影像设备完全不能用于中枢神经的检查。

（2）脑血管：可选择 MR 血管成像，或 CT 血管造影；如需同时做治疗则选 DSA（数字减影血管造影 X 线检查）。

（3）脑出血：选择 CT 或 MR。

（4）脑梗：早期脑梗首选 MR，非早期脑梗或陈旧性脑梗，MR 和 CT 均可。

（5）脑炎和脑膜炎：MR 和 CT。

（6）脑肿瘤：CT 和 MR 增强扫描。

（7）脊髓病变或脊柱病变影响到脊髓：首选 MR，有时 CT 检查对疾病的确诊也有帮助。

头颈部

（1）鼻窦：如鼻窦炎或鼻窦肿瘤，首选 CT，也可选择 DR 摄片。

（2）耳部：中耳乳突首选 CT；内耳首选 MR，也可选择 CT。

（3）颈部和甲状腺：首选超声，也可选择 CT。

呼吸系统

肺和气管：一般而言，肺部检查 DR 和 CT 都是一个较好的选择，而 MR 在这方面是弱项。由于 CT 相比 DR 摄片在价格和辐射方面都要高一些，如只是怀疑肺部有无炎症，或是年龄小于 40 岁的体检等，则可选 DR；如需排除肺部的早期肿瘤，或发现异常需要进一步确诊者，可选择 CT；如是怀疑有胸水或需抽吸胸水，则超声有更大的优势。

消化系统和泌尿系统

（1）食管：食管病变首选 X 线吞钡造影检查，CT 也可以观察食管病变，但一般不作为首选项，其他如需进一步检查还可以采用食管镜等。

（2）胃和小肠：目前，针对胃疾病的检查，临床医生都首选胃镜，但在胃镜未在临床应用之前，X 线的钡餐胃肠造影曾经是胃肠检查的主力军；另外，CT 现在也能做胃的检查，但检查方法和程序稍麻烦一点。

（3）结肠：结肠与胃肠检查一样，临床医师的首选一般是肠镜，但 X 线的钡剂灌肠也曾是结肠检查的不二之选。另外，CT 也能做结肠检查，与肠镜不同之处是 CT 检查还能观察肠腔外周围脏器的情况。

（4）肝、胆、胰、脾：这些部位的可选检查方式较多，常规的检查或一般体检首选是超声检查；当然 CT、MR 在这些部分也有较强的应用指证，能分辨和确诊有时超声无法确定的实质性肿瘤和血管瘤，但相比 CT、MR 检查较费时、费用较高且 CT 还有辐射的损伤；X 线摄影在腹部软组织脏器的检查中没有优势。

泌尿系统

肾脏、输尿管、膀胱：这些部位的检查首选超声，但其他一些影像检查也很有针对性,如泌尿系的阳性结石 X 线平片容易发现,则首选 DR 摄片;观察整个泌尿系的全貌以及分泌、排泄功能和占位等,则首选 X 线的静脉尿路造影;如需进一步分清占位与周围脏器的关系等,还可以选择 CT 或 MR 的增强检查,当然也可以直接选择 CT 或 MR,这需要根据病情等情况综合考虑选择。

循环系统（心脏、血管）

（1）心脏:心功能检查首选超声,一般的心功能检查也可选择心电图,其他如同位素核素检查、MR 心功能成像和 CT 的心功能成像,也都能达到一定程度心功能检查的目的,如核医学的 SPECT 和 MR,可评估缺血性心肌的活性;心脏冠状动脉疾病(如软斑块、钙化)的排除性检查首选 CT 血管造影检查(CTA),如冠脉血管造影检查结合治疗则选择数字减影血管造影 X 线检查(DSA)。

（2）主动脉:首选 CT 血管造影,如无 MR 禁忌证亦可选择 MR 血管成像。

（3）颈动脉:首选血管超声,如需确定血管壁斑块性质可选择颈动脉 CTA,如需结合治疗则选择 DSA,如无 MR 禁忌证,也可选择颈动脉磁共振的 CE-MRA。

（4）静脉血栓:周围静脉系统首选血管超声,腔静脉以及门静脉系统则首选 CT 静脉造影。

乳腺

乳腺的影像学检查主要有三种方法,根据不同情况可选择乳腺超声、X 线钼靶摄影或 MR 动态增强检查。相比较而言乳腺超声简便易行、价格低廉,但对乳腺癌的重要特征——微小钙化不敏感;X 线钼靶摄影主要缺点是有少量的辐射,检查时的压迫乳腺会使个别人难以承受,以及靠近胸壁处的病变由于多方面的原因有可能遗漏;MR 的主要缺点除了微小钙化的识别不易外,其他如价格不菲、检查时间长、噪声难以承受也是需要考虑的因素。

核医学

可评价脏器的生理功能和代谢情况。静脉注入核素显像结合 CT 的解剖定位的成像方法被称为 PET/CT,可用于肿瘤的早期(功能期)发现、已确诊的肿瘤患者的全身情况术前和术后评估,尤其对于肿瘤的复发和远处转移的评价具有一定的临床应用价值。

（戴工华）

三、医学影像检查报告为什么有的立等可取，有的要好几天

医院里的各种检查项目，有的是由机器或检测仪器直接出具，如大部分检验报告，而有的则需要通过人工的解读再以文字形式给出，如医学影像检查报告。

那为什么有的医学影像检查可以较快拿到报告，而有的检查则需要几天甚至更长时间呢？这是很多去医院就诊的患者心中都会有的疑问。

一般情况下，根据行政主管部门的要求，目前全国医院影像诊断报告的出具时间基本是：

(1) 急诊报告（包括 X 线摄片和 CT、MR 检查）：半小时。

(2) 门诊报告：X 线摄片，2 小时；CT、MR，两个工作日。

由于急诊报告多数是在夜间值班期间发生的，为了适应急诊紧急情况的需要，影像诊断医师会针对临床上迫切需要了解的问题，做有、无或者是、非的判断以及简单的描述，而其他一些可能与目前病情无关的，一般并不太重要的影像表现的发现会暂时忽略，所以有些医院也会在报告页面上注明"急诊报告"或"临时报告"，以示与正式报告有所区别。另外，还由于值班医师往往是一个人，并且在紧急情况下解读所有图像，难免会对影像的所有显示有所遗漏。因为在正常工作情况下，出具的影像诊断报告是需要上级医生审核，或者是需要两个人同时签署的。

在所有的影像检查中，相对而言 X 线摄片的影像较为简单一些，一般都是一幅、两幅图像，最多也就是十几幅图像，而 CT、MR 则完全不同，少则数十幅，多则几百幅甚至上千幅图像。以 CT 检查为例，几百、上千幅图像中的每一幅都需要影像医师仔仔细细地阅读、观察和分析、判断，如果是之前病变的复诊检查，还需要调阅以前的图像将两者的变化进行比较，有些病情比较复杂的病例还需要多花一些时间，另外有些病史不详的病例还需要询问、补充病史或向临床医师了解详细情况，所以您所做的检查和拿到的报告除了现代医学影像设备发挥了重要的作用外，更重要的是还需要投入经过专门训练、具有一定经验的专业医务人员的脑力劳动。由于上述的种种情况，使得所有的影像检查不可能都"立等可取"，这或许也是现代医学的深奥、不同于其他科学之处。

　　仍以 CT 检查为例，患者在影像检查室检查完毕，这一过程少则数分钟，多则半小时甚至更长。其实，患者离开后整个检查工作只完成了一小部分。例如冠状动脉 CT 造影，检查结束后还需要将上千幅图像做后处理，做成立体的三维图像供临床所用。虽然现代医学影像设备的智能化程度已经很高，但其中还是需要很多人工干预，冠脉 CT 检查完后的心脏和冠状动脉，其三维立体图像的处理过程用个不太恰当的比喻，就像是挖长在土里的人参（心脏），先要把它完整地挖出来，同时还要细致地清理人参上的淤泥（去除无用的影像部分），又不能损坏每一根根须（冠状动脉），其间都需要人工依据解剖知识、操作经验，并且还需要工作责任心和细心，最终才能获得直观、立体的心脏和冠脉的三维图像。

（戴工华）

四、检查的辐射对人体有哪些影响

　　其实 X 线检查并不可怕，只要我们正规且合理使用，它就会变成医生手里"武器的瞄准镜"，对于一些隐藏的疾病就会被早发现、早治疗，将疾病扼杀在摇篮里。但毕竟任何一件事都是有利也有弊。多年临床应用已证明，X 线的应用在给人类带来巨大利益的同时(如放射诊断、治疗等)，也给人类的身体造成了一定的损伤，如不恰当地滥用 X 线照射，会对人的身体造成如下的损伤：

　　(1) 放射性皮肤损伤(溃烂、溃疡、坏死等)。

　　(2) 晶状体损伤(放射性晶体混浊)。

　　(3) 致癌效应(过度照射和随机效应)。

　　(4) 遗传(基因突变)。

　　(5) 免疫功能降低(白细胞数量减低)。

　　上述情况主要是指在接触大量辐射、过度照射时，并且主要发生在放射治疗的过程中。因为相对而言，X 线诊断所使用的辐射剂量要远远低于治疗的剂量；其次，X 线用于医学领域已经超过 100 年的历史，早期由于辐射对人体引起的损伤认识不足，导致了众多辐射损伤致残、甚至致死的案例发生，由于有了这么多年临床应用辐射的经验，使我们对 X 线有了足够的认识。同时，由于科学技术的发展，现在的 X 线检查设备不论在辐射剂量的控制方面，还是在设备制造上的辐射防护方面都已做到面面俱到，并且使用的辐射剂量已比以前大大优化。

　　例如：拍一张 DR(数字 X 线摄影)的 X 线胸片个人照射剂量大约为 0.02 毫希，大约是非 DR 摄片的 1/3，是采用透视方式的 1/10～1/6；现代设备胸部 CT 个人照射剂量是老式 CT 的 1/3～1/2，而低剂量胸部 CT 则要更低。当然大家也不要以为只有在医院影像/放射科会受到射线，实际上在其他地方也会接触到辐射。例如：乘坐飞机 20 小时接受的辐射剂量为 0.06 毫希；每天吸 20 支烟，其年辐射剂量为 0.5～1 毫希；另外，宇宙的本底辐射、电视机和电脑屏幕的辐射等也是日常生活中不可避免的。这样换算过来，您拍了一张胸片就相当于坐飞机 7 小时，所以我们不用太担心一次照射对人体产生损伤。

(戴工华)

五、接受一次胸部 X 线拍片的辐射剂量有多大

要解释这个问题,恐怕我们先要简要了解一下辐射。辐射其实是宇宙中存在的一种很普遍自然现象。您可能很难相信,我们生存的环境空气中同样存在辐射,空气中的辐射主要来自于氡,这些放射性物质甚至可以随着呼吸、进食等进入我们的体内,甚至进而形成内照射源。再说一个更有趣的知识,理论上我们经常吃的香蕉也是存在着天然放射性,香蕉的放射性来自于其含有的钾-40。核物理界有个名词"香蕉等效剂量",用等同吃了多少香蕉来衡量所受到的辐射量,辐射似乎无处不在,那么是不是如听上去那么恐怖呢? 其实不然,因为它们的含量甚微,所以对人体的损伤可忽略不计。

那么问题来了,我们影像/放射科拍摄一张胸片的剂量是多少呢? 随着科学技术的进步,非晶硒、非晶硅探测板、高新技术数字化摄影的运用,如今拍摄一张正位胸片的辐射剂量大约是 0.02 毫希,大致相当于您正常生活 3 天所受到的天然辐射。还记得我们说过的香蕉吗? 我们可以换算一下,这等同于您一口气吃了 200 根香蕉并吸收其所有的辐射剂量。所以说一次胸部 X 线摄片的剂量比较低的,相信您从此就再也不会为此担心了吧!

(董海鹏)

六、患者一年接受多少辐射剂量是安全的

"医生，我前几个月刚做过一次胸部 X 线片，今天再做一次胸部 CT 要紧吗？辐射剂量大吗？会对身体有影响吗？"

在医院的日常工作中经常会有患者问到类似的问题，下面就带大家一起来了解一下。

首先应该明确：虽然国内和国际上对个人年接受辐射剂量都有明确的推荐标准，但该标准也只是一个推荐性意见，具体实施还要看不同的情况，并且对少量辐射到底是否会致癌，国际上还存在不同的意见，同时也没有明确的量化指标。

如国际辐射防护委员会的建议书指出：对于公众，个人全身接受辐射剂量的限值是 1 毫希/年，短期偶受照射全身的年剂量当量不超过 5 毫希/年，单个组织或器官辐射剂量当量的限值是 50 毫希/年；而放射工作者一年内接受的全身辐射剂量限值是 50 毫希。

问题是：并非个人单器官接受的辐射超过 50 毫希/年就一定会致癌，而低于 50 毫希/年就肯定不会致癌，这里面还有一个随机效应的问题，根据国际辐射防护委员会的阐述，即使接受了 100 毫希/年的辐射照射，其致癌效应还是很低的，离达到皮肤或器官损伤的程度还非常遥远。

随着科学技术的发展，医用 X 线的应用已经大大降低了患者接受的辐射剂量。还是以胸部检查为例，拍摄一张正位 DR 胸片的剂量约 0.02 毫希，一次胸部 CT 检查的照射剂量目前可以达到 1～2 毫希，而新的低剂量胸部 CT 一次检查的辐射剂量可以达到 DR 胸片的水平；另外，接受一次乳腺钼靶检查的辐射剂量约是 0.7 毫希，做一次冠状动脉的 CT 检查辐射剂量也可以做到低于 0.3 毫希。其实辐射无处不在，并非只是在医疗检查中才会接受。有报道称中国大陆地区天然本底辐射对成年人造成的有效剂量平均约 2.3 毫希/年；一个吸烟者每天吸 30 支烟的辐射量为 0.75～1.5 毫希/年，所以只要做到合理检查、分次分阶段，放射科检查并没有那么可怕。

▼日常生活中的辐射
天然辐射
有效剂量（毫希）
人工辐射
10
10
在巴西瓜拉帕里市中心的天然辐射剂量异常高
20
放射性行业从业员每年的剂量限值
5
一年飞行800小时的空勤人员平均一年内接受到的辐射剂量
6.6
CT扫描的平均有效剂量
1
1.0
市民每年的剂量限值（医疗照射除外）
2.4
每年的天然本底辐射
0.6
腹腔照射X线一次的平均有效剂量
食物/饮料
由地面释出的氡气
宇宙辐射
建筑物/土壤
0.1
0.13
乳腺造影的平均有效剂量
0.08
由香港至北美洲的飞行旅程
0.05
胸肺照射X线一次的平均有效剂量
0.01

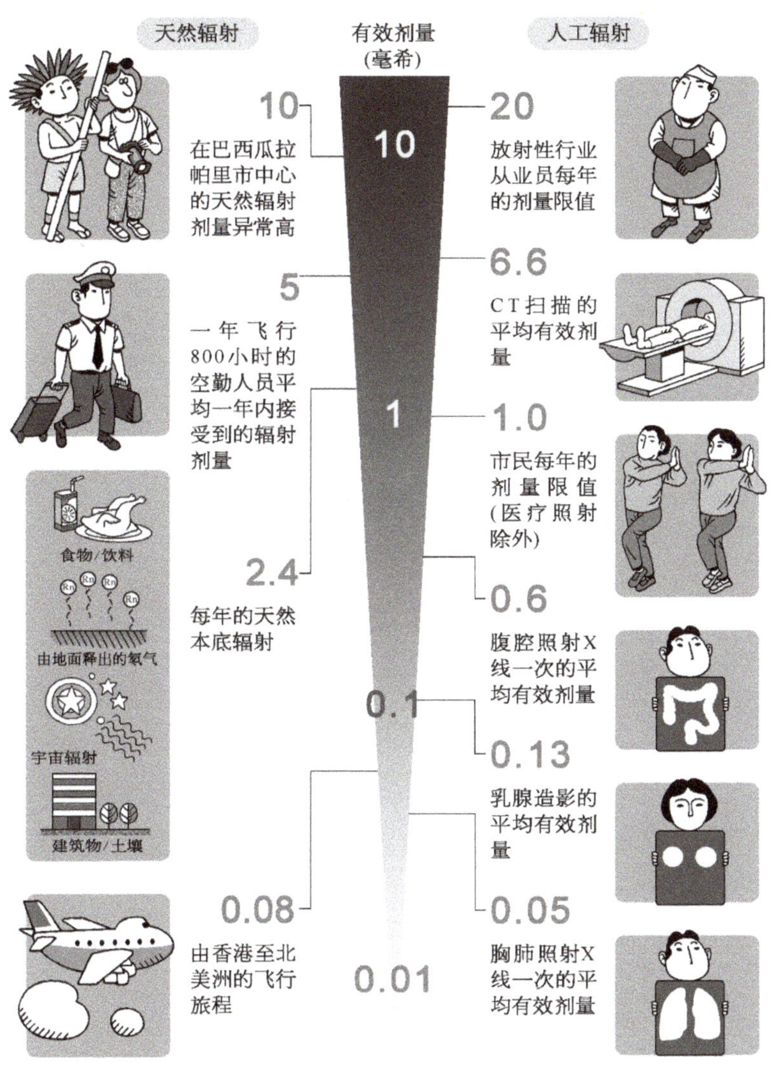

（董海鹏）

七、导管室的 DSA 是一种什么设备

　　熟悉医院的朋友都知道，医院导管室是进行介入手术的地方。在这里我们就给大家介绍一下导管室介入手术的主要设备"DSA"。

　　"DSA"（Digital Subtraction Angiography），中文称为"数字减影血管造影 X 线机"，是常规血管造影技术和计算机图像处理技术相结合的产物。1978 年，美国亚利桑那大学研制成功世界第一台数字减影设备，并于 1980 年在北美放射年会上公之于世。

　　我们知道，血管注入对比剂后在 X 线照射下会得到强化，因此将注射对比剂前后的 X 线图像通过计算机处理，消除血管以外的骨骼、肌肉以及其他软组织，就得到数字减影图像。

　　数字减影图像突出了被造影的血管影像，其特点是图像清晰、分辨率高，对观察血管病变、血管狭窄的定位测量、诊断及介入治疗提供了真实的立体图像，为各种介入治疗提供了必备条件，适用于心、脑及其他血管性疾病和肿瘤的检查及治疗。

　　介入医生、影像技师和手术护士合作，通过 DSA 影像设备的引导，将细如发丝的特制导管导丝等引入人体，对体内的病变进行诊断和局部治疗。它的切口（穿刺点）仅有米粒大小，不用切开人体组织，就能治疗许多以前治疗效果欠佳或没有办法治疗以及必须手术治疗的疾病，比如常见的心梗、脑出血、肺部咯血及许多部位的恶性肿瘤等危重疾病，使用 DSA 通过介入手术可以得到及时治疗或缓解。

　　所以，应用 DSA 介入治疗具有不开刀、创伤小、恢复快、效果好等优点，是所有血管疾病检查的"金标准"，也是未来医学的发展方向之一。

　　当然，再先进的设备和技术也不是万能的，DSA 虽然有很多优点，但它属于有创检查，对比剂过敏，心、肝、肾功能严重损害，凝血功能障碍，全身感染者等都属于 DSA 的禁忌证，这些患者必须听从医生建议，谨慎选择。

（李浩亮）

八、哪些疾病可以通过 DSA 来诊断或治疗

DSA（数字减影血管造影 X 线机）自 20 世纪 80 年代开始被广泛应用于临床，除了主要是用于诊断和治疗全身各系统的血管性病变，它还被应用于肿瘤的检查与治疗。DSA 的简单工作原理是这样的：在注射对比剂之前，先在被检部位拍一张片子，作为底版（俗称蒙片），再用注射对比剂后的照片减去蒙片，原先底片上的影像被相减为零，仅剩注射对比剂后显示的血管影，这样就得到了我们所需要的血管造图像。下面我们就来看看 DSA 在全身疾病诊治中担当的角色。

头颈部

大家知道，人脑是人体的司令部，脑血管的破裂或堵塞（俗称中风）直接威胁着人的生命。脑血管造影可以清晰检测出脑动脉瘤、脑血管畸形、脑动静脉瘘等血管性疾病，亦可查找脑出血、蛛网膜下腔出血的原因，同时也可清晰显示动脉管腔狭窄、闭塞及侧支循环建立情况，为手术治疗提供了宝贵资料。目前，可以通过 DSA 微创治疗的疾病有脑动脉瘤、脑动静脉畸形、急性脑血管栓塞的溶栓取栓术等，通过 DSA 还能有效诊断和治疗颈动脉狭窄和栓塞。

胸腹部

DSA 在胸腹部可谓大有用武之地。首先我们来说说在心脏疾病诊治中的作用。早年，DSA 主要被用于先天性心脏病的诊断，如一些复杂先心的结构及血液动力学的研究。但随着多普勒超声的飞速发展，DSA 逐渐淡出这一领域，毕竟它是有创的。目前，在先天性心脏病如房间隔缺损、室间隔缺损微创封堵术，它仍然占有一席之地。

值得一提的是近年来 DSA 在冠心病的诊断与治疗中取得了突破性的进展，大量冠心病患者得到了精确的诊断和微创治疗，通过心内科大夫的一双巧手，一个个支架被准确无误地放置在冠状动脉的狭窄段，血管再次畅通无阻，使患者免受开胸搭桥手术之苦。当然，DSA 也是心外科医生和血管外科医生的最爱，它能帮助医生精确判断主动脉瘤瘤体的范围、形态、瘤颈的大小及与周围血管的关

系，通过这些数据可以定制出适合患者的个性化支架，从而达到最佳治疗效果。当然，一些急诊病例，如急性肺栓塞的介入溶栓治疗，下腔静脉预防血栓滤器的放置，门静脉高压的微创分流术，同样需要在 DSA 导引下进行。DSA 还能对消化道不明原因的出血进行探查，一旦发现出血点即可进行栓塞止血治疗。它还能发现恶性肿瘤，通过肿瘤的供应血管注入抗肿瘤药物，进行局部化疗，对肿瘤实施精准打击，有效遏制肿瘤生长，延长患者生命，提高患者生活质量。当然，通过 DSA 还能对脾脏进行栓塞，缓解脾亢症状，也能栓塞子宫肌瘤的供应血管，使肌瘤萎缩……

四肢、外周血管及其他

DSA 在四肢血管性疾病的诊断和治疗方面同样起着举足轻重的作用，尤其是对动静脉瘘病变的范围，供血动脉、回流静脉的显示与判断，为进一步制定治疗方案奠定了基础。下肢动脉栓塞的诊断和治疗，同样要依靠 DSA 来决定，针对一些高危人群，如老年、糖尿病患者，下肢静息痛，间歇性跛行，DSA 可早早发现病变进行微创治疗，使患者免受截肢之苦。还有神经介入科医生通过 DSA 可以发现脊髓的血管畸形，通过介入疗法解决患者病痛。

总之，凡是人体血管遍布的地方，都是 DSA 可以施展本领的舞台。

（陈财忠）

—— 专家简介 ——

陈财忠

陈财忠，副主任技师，复旦大学附属中山医院放射科技术总监。

中华医学会影像技术分会磁共振学组委员，上海市医学会医学影像技术专科分会副主任委员、磁共振学组组长。

主要从事磁共振检查新技术的临床应用。

九、磁共振检查有辐射吗，它对身体健康有无影响

随着社会的进步，越来越多的人开始关注与其生活息息相关的安全问题。当患者来到医院看病时，医生开出了磁共振检查项目，有些人会担心这检查会不会有辐射呢？会影响我的健康吗？磁共振（MR），曾用名核磁共振，里面的"核"字曾让很多人心生畏惧，首先联想到的就是核辐射，大家往往谈核色变，很容易先入为主地认为这项检查有辐射，对人体是有伤害的。其实不然，磁共振成像的物理基础利用的只是我们自身人体内的氢原子（^1H），而非放射性核素。

磁共振的原理简单来说就是人躺在磁共振仪的静磁场中，组织经过射频脉冲的激发产生信号，再通过信号采集和转换最终得到图像。磁场很简单，人类生活在地球上，地球本身就是一个磁场，只不过磁共振检查的静磁场比地磁场大得多，经过迄今 30 多年国内外的研究和临床应用，公认处于场强 3.0 特以下的静磁场是安全的，不会对人体造成损伤，是值得推崇的绿色检查，所以孕妇也是可以接受磁共振检查的。

特别提醒

因为有磁场的存在，一些体内有铁磁性的植入物（如某些型号的心脏起搏器、胰岛素泵、电子耳蜗、金属假肢等）的患者不适合接受磁共振检查。

（胡顺东）

—— 专家简介 ——

胡顺东

胡顺东，副主任技师，上海交通大学附属第六人民医院放射科技师长。

中华医学会影像技术分会 PACS 学组委员，上海市医学会医学影像技术专科分会委员兼秘书，上海生物医学工程学会会员。

擅长 X 线影像检查技术以及影像设备维护和影像存档与传输系统/影像信息系统的建设与维护。

CHAPTER TWO

释惑篇

Ｘ｜线｜检｜查

1. Ｘ 线为什么能用于医学检查

Ｘ线属于一种波长很短的电磁波,是一种肉眼不可见的光子颗粒。那这看不见的 Ｘ 线是怎么被发现的呢? 原来早在 1895 年,德国物理学家伦琴在研究真空中的放电现象时,意外地发现发现了一种肉眼看不见、但具有很强的穿透本领、能使某些物质发出荧光和使胶片感光的新型射线,由于当时还不知道它是什么性质的射线,伦琴就把它称为了"Ｘ 射线"。在初次发现的时间里,伦琴就用 Ｘ 线拍摄了他夫人手的照片,并清楚地显示出手骨和一枚戒指的影像。

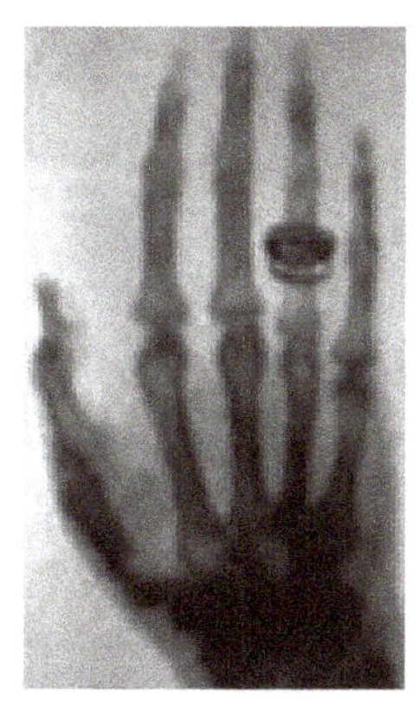

▲Ｘ 线片上显示手骨和戒指的影像

属于电磁波波谱范围的 Ｘ 线的波长介于紫外线和 γ 射线之间,它不仅具有电磁波的共同属性,在物理、化学、生物等方面还有着自己的特有性质。

物理特性

(1) Ｘ 线在真空中,是直线传播的。

(2) Ｘ 线不带电,故而不受外界磁场或电场的影响。

(3) Ｘ 线波长短具有较高能量,物质对它的吸收较弱,因此具有很强的穿透本领。

(4) 某些物质被 Ｘ 线照射后,能激发出微弱的可见光(荧光作用)。

(5) 具有足够能量的 Ｘ 线光子能够撞击原子中的轨道电子,使之脱离原子产生一次电离,被击脱的电子仍有足够能量去电离更多的原子(电离作用)。

(6) Ｘ 线通过物体与物体相互作用的过程中,会产生能量的衰减,其大部分的能量会转变成热能,使物质或生物体的温度升高。

化学作用

(1) Ｘ 线与可见光一样具有光化学作用,可使胶片乳剂感光,能使很多物质发生光化学作用(感光作用)。

(2) 某些物质如铅玻璃、水晶等经 X 线长期大剂量照射后,结晶体脱落渐渐改变颜色,称着色作用或者脱水作用。

生物效应

X 线在生物体内也能产生激发及电离,使生物体产生生物效应。特别是一些增殖性强的细胞,经一定量的 X 线照射后,可产生抑制、损伤甚至坏死。

X 线能被用于医学检查,就是利用了 X 线上述特性中的穿透作用、荧光效应、电离作用和感光效应等,以及在一定的剂量范围内对人体是安全的特性。由于当 X 线透过人体不同组织结构时,其 X 线光子的被吸收程度会因人体组织密度、原子序数不同而有所不同,所以到达荧屏或胶片上的 X 线量会产生差异,因此在屏幕或 X 线片上就形成了明暗或黑白对比不同的影像。正是由于 X 线的这种特性和产生的结果,使医生能通过影像明暗或黑白的变化来诊断疾病。

随着医学技术的不断发展,X 线摄片机已进入了 DR(数字 X 线摄影)时代,DR(Digital Radiography)是指 X 线摄影结合计算机数字化方式成像的一种新技术,它是通过接收介质平板探测器把穿透人体的 X 线转化为数字信号,并由计算机进行图像重建及一系列的图像后处理,并最终形成用于诊断的 X 线影像。DR 的应用也进一步降低了患者辐射剂量,降低了辐射对人体损伤的风险。

(王鸣鹏、胡顺东)

—— 专家简介 ——

王鸣鹏

王鸣鹏,复旦大学附属华东医院放射科主任技师、泰山医学院兼职教授和硕士生导师。

中华医学会影像技术分会名誉主任委员、上海市医学会理事、北美放射学会(RSNA)终身会员。

主要从事骨质疏松、肺结节检查方法的研究。擅长 CT 技术、X 线技术、MRI 技术和 PACS 的临床应用。

2. 装有心脏起搏器,能拍胸片吗

走进 X 线机房拍胸片时,检查者为了胸片影像质量,一定会让被检者拿掉项链、挂件、胸罩、胸背部的膏药，甚至脱去衣服，同时被检者也常常会问：我装了心脏起搏器，能拍胸片吗？在回答这个问题时，不妨先了解一下心脏起搏器的构成和 X 线成像的特性。

心脏起搏器是由脉冲发生器、锂-碘电池和电极导线组成，其大部分都是高原子序数金属物质（也称之为不透光物质），安置于左胸皮下。而检查用的 X 线是一种波长较短的电磁波，它具有穿透性和感光特性。当 X 线发射通过起搏器时不会发生化学反应以及物理性损坏，因此，X 线照射不会导致起搏器损坏，也不会像铁等金属物质在强磁场中产生吸引、发热现象。只是在胸片影像结果中，心脏起搏器的影像会前后重叠于胸部组织结构，使正常应该显示的肺部组织被起搏器遮挡。因此，安装了心脏起搏器的患者可以拍胸片，只是由于少部分肺组织会被遮挡，因此在必要时可加拍胸部侧位片。

（周如康）

3. 为什么 X 线侧位拍片只拍单侧

在医院的日常工作中，患者常常在拍四肢关节 X 线片时提问：医生，我这边也痛，请翻过来再拍一下。这真的需要吗？针对这个问题我们先简单了解一下 X 线拍片成像原理和四肢的解剖体位。

拍片时，当 X 线穿过肢体后，根据人体组织的原子序数和密度，X 线的能量会有不同程度的衰减，随后在成像板上形成有重叠的平面图像。换句话说，翻过来拍的话也基本形成一个同样的影像。因为 X 线具有穿透能力，它穿过被成像物体成像，而不是像拍人像照那样，拍了正面，看不见反面。另外，四肢的厚度大部分都比较小，正反两面的拍摄意义不大，却会给患者增加辐射剂量。

但是在体厚较大的部位，选择肢体或躯干中的某一面拍摄还是有意义的。如肺部一侧炎症时的胸部侧位片，往往要把有炎症的一侧靠近胶片，这主要是为了减小影像成像后的放大率。

（周如康）

4. 腰痛在背面，为什么是仰着拍片

腰背部疼痛大部分反映的是腰椎、腰肌、肾脏或输尿管的问题，这些组织脏器的位置在腹部的后 1/3 处。X 线机拍片的原理是，当患者仰卧在检查床上时，

所看到的亮灯处是一个产生 X 线的射线管；X 线从前往后穿过，腹部前后重叠的影像就在背后的成像板上形成了。千万不要以为灯照在腹部就是拍前面。

另外，根据 X 线成像的物理原理，肢体越贴近成像板，它的放大失真度就越小，成像越清晰。

不让患者趴着拍片，还有一个原因是出于习惯性。绝大部分人习惯仰卧，趴着会使人感觉不舒服，既难受，又会因呼吸困难造成整个身体的抖动，这也不利于 X 线成像。而多数情况下拍片，是被要求屏住呼吸的，趴卧的动作显然不利于屏气。

为此腰背痛时仰着拍片的三大理由就产生了：①提高影像的清晰度。②选择位置的舒适度。③减少运动产生的模糊度。

（周如康）

5. 牙齿矫正都需要拍口腔全景片吗

在为患者拍摄口腔全景片时，经常会听到患者抱怨："我只是矫正牙齿呀，为什么要拍口腔全景片？"那么，可以不拍全景片而直接矫正吗？拍摄口腔全景片究竟有何重要意义呢？会不会对身体产生损伤呢？

口腔全景片又称颌骨全景片，是牙齿矫正的常规 X 线检查手段之一，也是确定临床诊断和指导临床治疗计划的重要步骤。通常，矫正牙齿前后都要拍摄全景片，这是为了对矫正的牙齿进行前后对比，确认治疗效果。在确定治疗计划之前，临床医生通过口腔全景片不仅可以观察颌骨的形态结构及发育情况，而且能清晰地看到整个牙列和牙齿的情况，看到肉眼看不见的多生牙和阻生牙，了解龋齿情况、牙根及牙周疾病，甚至还能了解张嘴时关节连接处的形状、大小和位置以及对称性等。总之，就是为口腔做一次全面的体检。

同时，通常矫正牙齿所需要的检查还不止口腔全景片，还有头颅正、侧位片。在头颅侧位片上，我们可以直接测量上下颌骨畸形的程度，分析到底是下巴的问题还是单纯的牙齿问题，这些数据是拟定治疗计划的重要信息，在治疗计划的确定上起到了举足轻重的作用。

口腔全景片的有效辐射剂量为 0.004～0.03 毫希，我们可以拿最普通的胸片检查来做对比。一张胸片的有效剂量根据人的不同体型在 0.01～0.05 毫希，所以口腔全景片的辐射剂量也是相当低的。通常，一个人每年受到的辐射剂量大约在 4 毫希；其中，人体大约 85% 的辐射来自自然界，仅 15% 左右才来自医学检查。大家可能都知道，乘坐飞机也有辐射，联合国原子辐射效应科学委员会曾计算过，一次 10 小时的飞行受到的有效辐射剂量约为 0.03 毫希，也就相当于一张口腔全景片最高可能的辐射剂量。所以对口腔全景片不必过分恐慌，这只是牙齿矫正过程中的一项常规检查。

（孙　琦）

6.　不是危重患者也可以要求在病房里拍片吗

如今，随着科学及医疗技术的日益发展，医院的 X 线摄片技术得以不断提升，摄片不仅可在固定的放射科机房内进行，还可以推着移动式 X 线机去病房直接拍摄。在医院里，我们经常会看到推着"微型坦克"般的床边摄片机的医生匆忙出没于各科 ICU（重症监护室），随着拍片医生一声叫喊："要曝光啦！"，室内医生护士迅速跑出，相互之间配合井然有序。

有人会问：危重患者可以直接在病房里拍片，那其他患者为什么还要去放射科拍片呢？ 索性都用移动式 X 线机解决问题不就可以了么？ 其实不然，移动式 X 线机和机房固定式摄片系统有着一定区别，这之间还是大有学问的。

移动式 X 线机的技术参数一般较低，如容量小、受电源波动影响大，即使是充电式 DR（数字 X 线摄影）也会面临电用完的窘境，此时图像质量会受较大影响。而我们常规摄片机房配有全套摄片设备，拥有最佳的曝光条件，具有压倒性的优势。

我们可以把移动式 X 线机比作有拍照功能的手机，那么相对而言，放射科机房内的固定式摄片系统就是高端的单反相机。虽然同样是拍照片，单反相机拍出来的照片要比手机好很多，后期还能做许多微调工作。

此外，X 射线检查有辐射损伤，放射科机房的墙壁、门窗都是按要求进行辐射防护处理的，而普通病房并无这些防护措施。床边摄片时，患者和摄片技师都将接受更多的辐射剂量，患者家属、同室病友甚至病房医护人员也可能接受不必要的辐射。在对床边摄片需求量最大的 ICU 病房内，当一个患者被摄片后，周围其他人也会跟着遭受连带辐射。这也是文首放射科医生大声叫喊，让无关人员回避的原因。

床边摄片不能替代常规拍摄，它在紧急情况下可以作为辅助检查手段，是放射检查技术大家庭中的一员。所以，仅有在患者实在无法移动或是绝对卧床的状态下，床位医生才能向放射科申请床边摄片。

（董海鹏）

7. 一次床边拍片对周围的人辐射危害大吗

床边摄片是为重症患者,以及行动不便、复合型外伤等一些特殊的患者在病床边进行拍片,可以提供很大方便,可以及时、较为准确地反应患者情况,提供合理的治疗方案。

床边摄片提供了方便,它不需要患者移动,但随着公众医疗辐射接受剂量的逐年增大和防护意识的不断提高,在床边摄片时,常会有患者或家属对这种影像检查方式的辐射防护提出疑问:如对室内相邻床患者、邻近陪护人员及工作人员是否构成辐射伤害?是否需设置防护屏蔽?是否需穿防护服?曝光时操作者及室内其他人员需多大安全距离……

以选择移动式 DR 机、床边摄影最常见的胸部正位为例,曾有研究得出的结论是:2 米远距离处,不同角度测量仪上散射线量指示值最大值仅为 0.014 微希(1 毫希=1 000 微希)。自然本底的宇宙射线为每年 0.45 毫希,胸部平片一次 0.02 毫希,一次移动式 DR 床边机胸部摄影,如其他患者和工作人员距照射野外 2 米远,其散射线辐射剂量低于人体 7 分钟所接受的自然本底照射剂量,不会产生危害后果。

现代数字化 X 线机,经过革新辐射剂量已经很低了,安全性很高。所以大家大可不必担心辐射。

(路　青)

—— 专家简介 ——

路青

路青,副主任技师,医学博士,上海交通大学医学院附属仁济医院放射科副主任。

上海市医学会医学影像技术专科分会副主任委员,中国医师协会淋巴疾病医师分会委员,中国医学装备协会磁共振应用专业委员会委员。

擅长磁共振成像技术及临床应用、MR 分子影像、淋巴系统疾病成像与诊断。

8. 食管钡餐检查可以用于哪些急诊的诊断

食管钡餐检查是在患者吞服钡剂的同时,通过 X 线透视来观察食管在不同充盈状态下的轮廓、黏膜皱襞形态以及蠕动、柔软度等情况，来诊断疾病的。目前，有两种食管钡餐检查的方法：一种是黏膜法，就是吞服少量钡剂，使它粘附于食管黏膜表面，用于显示食管黏膜皱襞情况。另一种是充盈法，就是大口吞服钡剂，使食管管腔充盈，显示食管腔轮廓形态以及扩张情况。食管吞钡检查由于方便、易行，价格低廉，目前常在临床上作为一种常见疾病的筛选手段。

食管异物和食管痉挛是最常见的急性食管疾病。食管异物分为不透 X 线异物和可透 X 线异物，对于前者可通过普通摄片和透视确诊。而对与可透 X 线异物，食管钡餐检查是一个较好的检查手段。我们知道异物容易停留在食管生理狭窄处，以食管入口多见，其次是主动脉压迹处和左主支气管压迹处。小的异物或圆钝异物不容易在食管内留存，留存在食管内的异物，大的异物可使吞钡检查显示充盈缺损征；检查小的异物时，则需要反复吞服钡剂，在钡剂流入胃内后仔细观察食管内有无涂布钡剂的异物，或通过被损伤的食管黏膜上附着钡剂来间接确定异物的位置、大小和形态。食管痉挛是因物化因素刺激中枢神经和周围神经，致运动功能紊乱而使食管暂时性狭窄。其中较严重的弥漫性食管痉挛发作时，作钡餐检查可在食管中远端发现有不规则且紊乱的收缩波，食管呈现波浪状、串珠状或螺旋管状的狭窄改变，有非常特征性的放射学表现。

另外，对食管癌，也可将食管钡餐检查的方法作为一种筛查手段。它不像食管镜那样不易被患者接受，并且简便、易行，同时价格低廉；同时，在已确诊或手术患者的复查中也是一个常用的选项。

（彭海腾）

9. 钡剂灌肠造影前一天为什么要服用泻药

说起钡剂灌肠造影，人们往往会觉得检查前的准备比较繁琐、折腾人，甚至觉得一样都要灌洗肠道了，何必还要吃泻药？这里就来谈一谈服用泻药的必要性。

我们来了解一下什么是钡剂灌肠？钡剂灌肠是一种在临床应用很久、也很成熟的检查方法。检查时，通过一根清洁无菌的塑料管道，从肛门注入一定浓度的硫酸钡，然后再注入少量气体扩张肠道。接着让被检者在检查床上做几个身体翻转动作，目的是使注入肠道的硫酸钡充分涂抹在肠壁上。

正常肠壁都有肠黏膜存在，硫酸钡容易粘附；而病变肠壁，硫酸钡不容易粘附。由于硫酸钡是一种高密度物质，X 线不容易透过，在进行 X 线照射时，有硫酸钡粘附的部分就变成高密度，而没有硫酸钡粘附的部分就变成低密度，通过对相关部位解剖结构分析以及高、低密度差异，就可以确定是否存在病变。另外通过硫酸钡的显影，也可以帮助确定肠道有没有过度扩张、有没有狭窄、有无肠壁黏膜的破坏及隆起或缺损性病变等。

由于医生判断肠道是否正常、有无病变是通过有无异常密度的征象存在，而 X 线显示物体密度的高低决定于物体的密度和物体的大小（即物质在 X 线穿行方向上的厚度）是否存在差异。如果肠道内有很多内容物，而大部分内容物与肠壁病变的密度相似，就会干扰对病变的显示。

因此，要通过钡剂灌肠获得一个准确的、可靠的诊断，检查前清洁肠道非常重要。如果在检查前没有服用泻药，肠道内的残留物就不能被完全清除。当稀释的钡剂通过体内，钡剂无法直接附着于肠壁黏膜上，只能依附在残留物上，对于诊断医生来说无疑是一件头痛的事。一个小小的突起究竟是占位还是粪便？看似平整的肠壁上究竟有没有溃疡？都无从得知。

如果肠道准备不佳，患者很难获得一个非常明确的诊断报告。当患者拿着模棱两可的报告去看病时，无疑又会给临床医生带来麻烦。临床医生无法出最适合的治疗方案，极有可能建议再做其他检查。

所以，钡剂灌肠造影检查前服用泻药，甚至做清洁灌肠都是为了达到检查目的，使被检查的器官和组织显示得更清楚。

（路　青）

10. 钡剂灌肠造影是否痛苦

钡剂灌肠造影是对结肠进行的检查。结肠俗称大肠，它是由盲肠、升结肠、横结肠、降结肠和乙状结肠构成，其绕行于腹腔四周。进行钡剂灌肠检查时需要从肛门处插入肛管，并注入 300 毫升左右钡剂，然后再缓慢注入约 700 毫升空气，其目的是使钡剂在空气压力的作用下顺利到达盲肠，并在肠腔内形成钡剂和空气的双重对比，也就是我们在医院就诊和检查时常常听到的胃肠双对比造影。

要说做钡剂灌肠检查时患者是否痛苦？可以肯定地回答：不痛。只是在检查中患者会有一点腹胀，不过这也是因人而异的，有的人可能会反应强烈一些，有的人可能会感觉还可以。现在的内窥镜技术也发展很快，很多肠道疾病的诊断都可通过内窥镜来完成，但相比较而言钡剂灌肠造影检查更方便、快捷且无创伤，痛苦要比结肠内镜检查小得多，这对于年老体弱、术后复查、体检筛查等患者来说是非常有意义的。

　　临床上，钡剂灌肠可以诊断得疾病如溃疡性结肠炎、结肠肉芽肿性炎症、结肠结核、结肠癌、结肠憩室、缺血性结肠炎等，特别是溃疡性结肠炎和结肠癌，对临床诊断有很大帮助。溃疡性结肠炎患者的钡剂灌肠检查，可以显示结肠黏膜呈粗乱及细颗粒状变化，并多发溃疡和假息肉形成，结肠管腔狭窄、缩短，正常的结肠袋消失，呈现管状肠管等特征性影像表现。早期结肠癌，钡剂灌肠检查表现为一小圆形或椭圆形、外形光滑、突入肠腔的充盈缺损。晚期结肠癌表现为结肠腔内不规则的充盈缺损，且体积大、表面有裂隙和糜烂，有时呈现典型的"苹果核"和"餐巾征"征象。

（彭海腾）

11. 泌尿系统造影前要做哪些准备

　　患泌尿系统结石或者肾脏积水时，泌尿科医生都会考虑让患者到放射科来做泌尿系造影（该项检查又被简称为"IVU"）。多数患者都知道在有些化验检查前要空腹、禁饮食，而且都能做到，但是对于泌尿系统造影前的另一些"禁令"却知之甚少、执行不力。有些患者的造影片不合格，医生要求重做，大部分的原因就是造影前的准备工作不恰当或不充分，导致肠腔内气体过多、粪便遗留，造成伪影并影响泌尿系造影的质量。

　　泌尿系造影是医院放射科的一项常规检查项目，它的检查方法是：患者躺卧在检查床上后，由检查者将对比剂注入患者的静脉；随后在患者的腹部加压，使通过血液循环达到肾脏的对比剂暂时停留，并根据不同的时间段拍摄胶片以观察肾脏的情况；最后再释放腹压，观察全尿路的显影情况。此时肚子里正常组织的影子和泌尿系显影的影像会重叠在一起，如果肠腔内有气体或其他东西，如食物残渣、粪便等，它们的影子就会遮盖泌尿系的显像，使医生看不清泌尿系的情况，造成误诊或漏诊。

　　因此患者需要做好泌尿系统造影前的准备。一般在造影前 2～3 天就应该禁食容易产气的食物和多渣的食物，如奶类、豆制品、面食和糖类。检查前一天最好无渣饮食，检查前一天晚上还需服泻药，通常晚上 18～20 时服药，常用的药物是甘露醇或番泻叶。服药后 1 小时内还要分次喝水，总共喝水约 1.5 升（3 瓶 500 毫升的矿泉水）。有些患者服泻药后可能会有轻微的腹痛或者呕吐，这是服药后的正常现象；多数患者在服药后数小时内会排便，甚至腹泻或排水样便。检查当天早上需禁食、禁饮。如果出现肠道准备不能满足泌尿系造影检查要求，或者出现少见的肾绞痛发作、发热等，则需要暂时取消泌尿系造影检查，再根据具体情况重新预约。

泌尿系造影检查一般在放射科进行，通常做该检查的患者会比较多，而且检查需分时间段进行多次拍片，可能需要耐心等待。在等待检查时患者不能一直坐着不动，应该要不时地走动，走动有利于气体的排出和减少肠腔的积气。

特别提醒

检查中需静脉注入用于肾脏显影的对比剂，少数患者在注入对比剂后会出现恶心呕吐、皮疹、皮肤瘙痒等现象，这是注射对比剂后的轻度过敏现象，一般在检查结束后的短时间内会自行消失，不必治疗；极少数人可能会出现胸闷不适、呼吸困难，甚至罕见的过敏性休克。医院对这种情况有预案及应对措施，不必过分忧虑。

（路　青）

CT 检查

12. CT 是一种什么样的设备

　　CT 是现在医院里最为常见的影像检查设备之一，那 CT 到底是一种怎样的设备呢？它为什么引起众多人的关注呢？关于这个我们还得从头说起。

　　1895 年德国人伦琴发现了 X 射线，1972 年英国人亨斯菲尔德发明了 CT 扫描仪，其实 CT 机也是利用 X 线来进行成像的。与 X 线拍片不一样的地方是，X 线拍片是利用 X 线对物质的穿透特性通过感光材料直接成像的，而 CT 是利用精准的 X 线束，从多角度（一般是 360 度）穿透物体后，先由灵敏度极高的探测器检测接受，然后这部分 X 线的强度值还要被测量和计算，并且是被通过物体路径中的每一点都计算和记录，最后由计算机采用数学方法还原重建出物体一个个断层面的图像。因此，可以说 CT 是 X 线与计算机完美结合的产物，换言之，也正是由于上世纪中叶计算机的出现和发展，促使了 CT 机的诞生。

　　由于成像的方式不同，X 线机拍摄产生的是投射方向人体的一个平面图，其体内器官的显示呈重叠状态。而 CT 机采用断层扫描方式，就像把一个长面包一片一片地切成了薄片，而且每切成的一个薄片其图像显示的方式都加入了高科技元素。生活中的物理常识也告诉我们，往往一个东西被分割得越细、层次越多，我们所能获得的信息量就越大。同样的道理在 CT 的扫描中也一样，早期的 CT 都是单排的，也就是说只有一排的物理层面可被用来形成图像，而现代的 CT 技术已能做到几十排、几百排，如 64 排 CT 和 320 排 CT。简而言之，CT 机的排数越多，扫描一圈下来获得的"面包"薄片数就越多，CT 机的发展方向也是如此，但这只是问题的一个方面。

　　除了切片的数量，为了能把人体内部的病情看得更清楚，我们还希望切片的厚度要薄，而且越薄越好。再借用前面提到的 64 排 CT 和 320 排 CT 来说明这个情况，如果同样扫描一圈、覆盖范围相同，64 排 CT 每个切片的厚度是 5 毫米，320 排 CT 每个切片的厚度是 1 毫米，从医学的角度我们更愿意选择 1 毫米的薄层切片。上述的情况也只是关于 CT 机排数的一个例子，实际上关于 CT 的应用还有很多要素，在这里也无法一一举例展开。

　　多年的临床实践证明，CT 的发明给人类的医学诊断带来了极大的好处和便利。CT 检查为疾病诊断和治疗提供了重要参考价值，检查禁忌证少，基本可应用于人体的各个系统，尤其对有密度和形态变化的疾病敏感，如炎症、结核、肿瘤、外伤、血管性疾病和发育异常等。

CT 扫描检查的优点有：

（1）所使用的为横断面图像，可通过多个层面的集合而显示某个器官或组织的全貌，就像切萝卜片一样可显示人体组织内部的结构，从而避免病变遗漏。

（2）具较高的密度分辨率，对细微的有密度改变的病变的检出率比 X 线摄片明显提高，并可通过静脉注射对比剂增强扫描的方式来提高病变的检出率。

（3）检查快捷，无创伤性。

（4）有携带方便的照片，便于会诊讨论和复查。

特 别 提 醒

CT 扫描检查的不足之处是：使用 X 线的辐射类检查，对人体会有一定的损伤；基本只能做人体解剖结构的观察，目前尚不能广泛用于人体功能性的检查和测定；对运动脏器成像时，由于运动而产生伪影影响观察这一问题还未根本解决。

（路　青）

13. 您做的 CT 是多层螺旋 CT 吗

谈到做 CT，大部分人的印象是怀着忐忑不安、恐惧的心情躺下，被医生送进一个圆形的大洞里，然后不出一分钟就被告知检查结束，"糊里糊涂"地就做好了 CT 检查。很多人还这样想：到底医生有没有帮我做完全面检查，是不是"偷工减料"只做了一部分？ 在做的过程中，并没有看到机器"旋转"，到底医生有没有给我做"螺旋 CT"？

我们在日常工作中还经常会被问这样的问题："多层螺旋 CT 和一般的 CT 有什么区别？ 哪个比较好啊？""这个机器是不是螺旋形的？"

在人们的概念当中，多层螺旋 CT 就是好，代表了最新、最高端的检查，但不知道好在哪，更不知道什么是多层螺旋 CT。

从 1972 年 CT 发明至今的 40 年多以来,CT 机已经由最初的所谓第一代发展到第五代。1989 年又解决了高压发生器与 X 线管一起旋转的难题,另外加上了滑环技术,把 CT 技术推上了一个新的台阶,使单层螺旋 CT 得以问世。螺旋 CT 克服了原来 CT 扫描不能连续旋转的缺点,扫描过程中检查床也以一定的速度前进或后退,一次曝光可以采集人体一个器官或一段扫描数据,使扫描速度和效率比以前的非螺旋 CT 提高了好几倍。

由于螺旋 CT 这种革命性的优点,使这种螺旋方式扫描的 CT 设备得以迅速发展和壮大。螺旋 CT 与非螺旋 CT 相比,除了扫描效率提高以外,三维成像的性能也有较大幅度的提高。因为以前非螺旋 CT 扫描一层需要有一个短暂的停顿,这种扫描方式被称为"步进式"扫描,扫描结果采集的数据会有错层;而围绕人体螺旋方式的扫描又被称为"体积扫描",它采集的数据不仅不会产生错层,而且速度快、采集部位的信息不会遗漏,在 CT 图像后处理时可以获得真正的三维图像,使得以前临床上多年来梦寐以求的疾病解读方式如血管三维成像得以实现。

一般认为,1998 年是多层螺旋 CT 出现的一个时间节点。简单来说,多层 CT 与单层 CT 相比,多层 CT 的扫描速度更快,效率更高、图像更清晰、应用范围更广泛。我们再来看一下多层 CT 的发展里程碑,就能更好地理解为什么要发展多层 CT。

1998 年,世界上第一台多层(4 层)螺旋 CT 问世;2001 年,16 排螺旋 CT 问世;2004 年的 64 排 CT 叩开了容积 CT 时代的大门;2007 年 256 层和 320 层螺旋 CT 开始临床应用;现在,每扫描一圈最多能达到 640 层。另外,与单层螺旋 CT 相比,多层螺旋 CT 的转速更快,这就意味着 CT 扫描检查的效率提高。同时,对一些运动性器官,CT 也能够检查,如 2004 年 64 层 CT 推出后,使心脏等动态器官成像成为现实。与单层螺旋 CT 比较,多层螺旋 CT 的成像分辨率也有提高和改善,如横断面的切片图像以及大范围的三维图像,是以前单层螺旋 CT 不能比拟的。最后,CT 的图像后处理功能也比之前有了很大的提高。当然最后这个优点与患者没有直接关系,但相对而言,提高了医生的工作效率,最终得益的仍然是患者。

(路　青)

14. 螺旋 CT 与普通 CT 有什么差别

这里所说的普通 CT 是非螺旋 CT,它和螺旋 CT 是有较大的区别。首先,螺旋 CT 与非螺旋 CT 相比,扫描采集的方式不一样。螺旋 CT 扫描采集时,扫描机架是顺着一个方向连续旋转，X线连续曝光，同时检查床朝着一个方向匀速移动。从发射源 X 线管焦点的视角而言，其运动的轨迹形成了一个螺旋状，因此这种扫描方式的 CT 机被称为了"螺旋 CT"。非螺旋 CT 以前常称作普通 CT，它在扫描采集数据时，扫描机架旋转、X 线曝光，但曝光时检查床是静止不动的，在采集一层图像后，扫描机架停止旋转并反向回到起始位置，检查床移动到下一个检查位置，扫描机架再次旋转、X 线曝光，进行下一个层面数据的采集。

从 X 线管工作的原理我们知道，连续工作比间歇工作需要更大的管容量，也就是说螺旋 CT 的 X 线管对热容量和散热率的要求都要高很多。由于螺旋 CT 机是采用了可回顾性重建图像的方式，所以对 CT 机用于图像重建的硬盘也要大得多（需要增加用于存储扫描的原始数据），同时对计算机运算速度的要求也要高得多。

从临床应用的角度，两者也有一些差别。

（1）螺旋 CT 扫描由于是连续曝光、一次采集，一个部位的检查速度明显加快，而非螺旋 CT 由于在检查期间需要很多次的停顿，一个部位的检查耗时要长得多。

（2）在 CT 增强检查中，由于螺旋 CT 得数据采集速度明显加快，单个患者的对比剂用量可以减少，并且增强强化的效率也因此提高；而以前使用的非螺旋 CT，一个部位的增强强化图像可能只有几层。

（3）螺旋 CT 由于是容积扫描采集，三维后处理图像的质量也可明显提高，不像非螺旋 CT，三维图像由于呼吸运动和体位移动的原因常常会出现错层伪影。

（4）螺旋 CT 由于保留了扫描的原始数据，必要时可调取原始数据重复重建所需的图像，并且能在再次重建时改变图像重建参数，改善图像观察的效果；而非螺旋 CT 无此功能，扫描完毕所获图像就被固定，不能重复重建图像。目前，市场上已基本不生产非螺旋 CT，所有医院中都已在使用螺旋 CT，仅仅是螺旋 CT 的层数多少的差别而已。

（彭海腾）

15.　为什么全身 CT 不是全身扫描

现在，医学诊疗技术中 CT 检查的应用很普遍，这种检查也已被人们所熟知，CT 设备的检查功能也越来越多。"全身 CT"的说法只是 CT 出现早期的说法，因为 CT 发明早期，特别是第一代 CT 时，由于当初技术的限制，只能用于头颅扫描。而 CT 发明数年后，就出现了能做全身扫描的 CT，为了与只能做头颅的 CT 有所区别，新出现的 CT 被称为了"全身 CT"。其实，全身 CT 除了能做全身扫描外，也能做头颅 CT 扫描，而现在的 CT 则没有头颅和全身之分。

在医院里，CT 的扫描检查一般都是按部位进行的，这个主要是因为临床医生要求检查的目的性明确，针对性的检查也便于影像医生发现病症所在。其次，由于 CT 扫描检查有辐射，如果不管有没有重点怀疑都全身一起做检查的话，辐射的剂量会很大，这是一种不负责任的做法，对患者来说也得不偿失。其三，如果每一次 CT 检查全身都做的话，其检查费用也会大大增加，这对于患者而言，无疑增加了经济负担。

所以，全身 CT 只是 CT 发展过程中对某一种机型的称呼，而并非意味着其检查方式就是"全身"扫描。

（沈秀明）

16.　为什么做胸腹部 CT 扫描时需要屏气

不知道大家有没有发现，当患者在接受胸、腹部 CT 检查的时候，经常会有医生来训练如何吸气、呼气和屏气。这个时候，患者心中难免会纳闷，不就是普通的呼吸吗？我天天在做，这个难道还不会吗？

放射科医生为何如此注重呼吸训练呢？因为在日常工作中，由于受检者的呼吸、屏气方式不准确等原因，时常造成胸、腹部 CT 扫描图像模糊和检查部位扫描不全，最后导致了漏诊、误诊等问题。另外还有扫描过程中患者的吞咽动作等，也会影响图像质量，从而导致病变部位无法清晰辨别。

一般情况下，胸部、腹部的 CT 检查需要适当呼吸和屏气两次，其中一次为扫描定位像，另一次为正式的断层扫描。其吸气、呼气和屏气的方式，最好按照当值医生的要求去做。因为，不同的部位、不同的检查目的，其呼吸和屏气的方式要求可能有所不同。一般的要求是：在检查过程中，每一次吸气和呼气的幅度应尽量保持一致，屏住呼吸的动作是在平稳呼吸的状态下停止呼吸，并且确保在扫描过程中屏住呼吸以及保持腹部不颤动，后一个动作在腹部 CT 检查中尤为重要。

为了使大家能够明白呼吸屏气的重要性，我们将举一个一般要求的胸部 CT 例子进一步说明。胸部 CT 通常也要扫描两次，第一次是定位像，第二次是正式扫描。胸部 CT 定位像也是很重要的,因为定位像是用于第二次正式扫描定位的,也就是说,定位像的呼吸屏气幅度应该与正式扫描时的呼吸屏气幅度一致。倘若受检者正式扫描的第二次吸气比第一次吸气吸得多,肺的扩张程度会增大,结果可导致根据原本的定位像确定的扫描范围不够,该受检者有可能因此再次加扫;反过来,如果第二次吸气比第一次吸得少,则有可能比正常多扫了一部分,也多接受了不必要的辐射。做一个简单的比喻,这个过程就像是吹气球,气吹得多气球大,气吹得少气球小。如果按照小气球来定位,那肯定需要增加扫描来完成一个完整气球的成像。

正确、按要求屏气这个相对容易理解,所谓屏气也就是屏住呼吸,并且在整个扫描的过程中保持这个动作。CT 成像清晰需要患者完全静止不动,这和日常拍照片的原理一样。如果在按下快门的瞬间人动了一下,拍出来的照片就会模糊不清,照片上的细节就会无法显示。CT 检查是观察人体内部器官的情况,所以需要被检查的器官和临近组织器官保持静止,倘若在 CT 扫描的时候气没有屏住,重建出来的 CT 影像就会模糊,甚至有重叠的影像出现,结果影响图像的质量,导致无法准确诊断。

(董海鹏)

17. 为什么做胸腹部 CT 时被检者需要双手举过头

在做胸部、腹部 CT 时去掉被检者身上的金属衣物饰品后,让被检者双手举过头配合检查,目的主要是为了减少手臂放在身体两侧所产生的伪影,以及避免检查时检查床的移动造成的意外伤害等。

伪影是指不能真实地反映组织结构,同时可能影响诊断的影像。伪影的产生有机器设备的原因和被检者的原因,我们暂时还无法控制被检者非自主运动(如心脏、大血管的搏动、肠蠕动等)所产生的伪影,我们能做到的是尽可能地要求被检者配合,减少被检者方面自主运动(如呼吸、身体四肢的移动等)所产生的伪影。上臂组织内主要是肌肉和肱骨,胸腹部主要是内脏和肋骨,肱骨的密度明显大于内脏和肋骨,放在身旁会产生比较大的放射状伪影。这种伪影会使肺等组织部分结构模糊不清,降低图像质量,甚至会影响病变的分析诊断。

另外,在做 CT 的过程中检查床是要来回移动的,双手举过头可以减少被检者在进行检查时可能发生的意外伤害。因为若被检者无意识或者不配合将双手举过头,检查床移动的距离又较大时,被检者很容易在移动床的过程中手臂垂落,发生擦伤甚至骨折等二次伤害。而做胸部、腹部增强 CT 时,被检者一般以仰卧、足先进的体位被送入,检查过程中很难观察到被检者是否有过敏反应。被检者双手举过头,有利于检查技师透过铅玻璃窗观察被检者是否有身体不适等的情况。一般,检查技师会在对被检者进行呼吸训练时,同时与被检者沟通并说明在注入对比剂时如有不适可以随时挥手示意。这样,检查技师可以在操作室内观察被检者的状况,如出现情况可以立即终止检查,马上进入机房查看,避免造成严重的后果。

（龚志刚）

—— 专家简介 ——

龚志刚

龚志刚,副主任技师,上海中医药大学附属曙光医院放射科副主任。

上海市医学会医学影像技术专科分会委员,上海社会医疗机构协会影像专业委员会委员,上海市医学会互联网医学专科分会青年委员。

主要从事放射医学 MR、CT 技术及研究。

18. 为什么胸部检查推荐选择低剂量 CT

在进行健康体检时人们往往会纠结:到底是选择 X 线胸片还是胸部 CT? 选择常规胸部 CT 还是低剂量胸部 CT? 我们的推荐是:低剂量胸部 CT。

X 线胸片的特点是简便、快捷、价格低廉和辐射量低,长期以来一直是胸部检查的优先选择,也是体检的常规项目之一。但胸片是投射成像,人体内部的组织器官是重叠投影,有些部位容易被非观察组织遮盖,在影像诊断上有盲区,易造成一些疾病的遗漏,特别是一些微小的病变以及被肋骨、纵隔等遮盖的部分。

相比之下,胸部 CT 由于是横断扫描切片成像,CT 的扫描过程中可以把肺组织切成很多薄片,这有利于对人体内部器官的观察。并且 CT 的密度分辨率要比 X 线胸片高很多,能发现和分辨 X 线胸片上看不见的一些微小疾病。

而所谓的低剂量胸部 CT 是指一种用较低或很低的 X 线剂量来达到诊断目的的检查技术。虽然它的射线剂量可能仍会比 X 线胸片要大一些,但其辐射剂量一般仅为常规 CT 的 1/5 左右。另外,由于科学发展和制造技术的进步,新型的 CT 在胸部检查的辐射剂量已经可以低至 X 线胸片的水平。不管是传统的

CT 还是新型的 CT，其辐射剂量仍属于健康人群可以接受的范围内，因此在健康体检中，我们认为低剂量胸部 CT 是一种更好的选择。

特别提醒

胸部体检项目的选择原则是：年龄小于 45 岁，无肺癌家族史，无长期、大量吸烟者，建议可采用低剂量胸部 CT 或 X 线胸片检查。年龄超过 45 岁，有肺癌家族史，长期吸烟者，从事有毒、有害气体工作者，长期接触油烟者，建议采用低剂量胸部 CT 甚至普通剂量胸部 CT。

（李浩亮）

19. 为何其他部位不可以做低剂量螺旋 CT

这个问题主要还是取决于 CT 的成像特性，也就是说 CT 是采用 X 线源来成像的，X 线量的多少是 CT 成像质量的"硬道理"。我们可以拿日常生活中拍照作为例子来说明这个问题，同样照相的原理是依靠光线，不管采用什么光线（日光、灯光等）都必须依赖光线的存在。随着数码相机的出现，我们可以在较低的光线条件下拍照，并且有时也能拍出很好的照片，但毕竟没有光线是不行的，光线暗也有一个限度的问题。

CT 的成像也一样，随着科学技术的进步，CT 设备做得越来越好，X 线剂量可以越用越少，但还是离不开 X 线。胸部能够使用较低的辐射剂量成像，是因为肺部组织中含有大量的空气，X 线最容易通过，使肺组织与周围的其他组织形成了天然对比差，因而肺部成为了低剂量 CT 的首选对象。当然，降低辐射剂量也是有限度的，根据辩证法的原则，事物总是有两面性的，随着辐射剂量的降低，人体组织的分辨能力一定也是会随着降低的。因此，另外一些部位则无法使用低剂量 CT 成像。

（李浩亮）

20. 儿童是否能做 CT 检查

随着 CT 的普及应用，儿童 CT 检查的频率也越来越高。那到底儿童能做 CT 吗？回答是肯定的，儿童也能做 CT。但由于 CT 是有辐射的检查设备，而儿童又处于生长发育期,儿童的辐射类检查需要慎重。

CT 的检查利用了 X 线,X 线是一种电离辐射,X 线进入、通过人体后,会对人体的组织细胞造成损伤,其损伤的程度会因人、因部位不同而有所不同。一般来说,儿童处于生长发育期,对电离辐射的损伤更为敏感。所以,儿童的 CT 检查,需要注意以下一些事项。

(1) 如有其他可以选择的检查,请不要首先选择 CT。

(2) 必须要做 CT 时,请在检查中注意敏感部位的保护,如眼部、生殖器官等。

(3) 儿童做 CT 检查时,家长应配合医生安抚好儿童的情绪,让其安静,配合医生共同顺利完成检查。因为不安静有可能会在检查中移动,最终造成检查失败。

(4) 检查前请家长提前做好准备工作,将检查部位的金属物品如含金属钮扣、金属拉链的衣物去除,以免因金属伪影等干扰影像。

(5) 孩子不易合作,所以有时需要家长穿上铅衣在检查室内陪伴孩子,使检查能够顺利进行。

(6) 检查中应听从工作人员的指导,如有身体不适或发生异常情况,应立即告知医生。

(7) 如是增强 CT 扫描,则需要注射对比剂。一般地说对比剂是安全的,注射后有时会有全身发热的感觉,以及呕吐、皮疹、胸闷等,请不要紧张,检查结束后可观察 15～30 分钟,没有不舒服时才可离开。

(8) 3 岁以下以及不能配合的儿童,需使用镇静药物进入睡眠状态后方能检查。要注意儿童意识恢复的情况,如有昏睡不醒、呼吸缓慢、体温下降、大量发汗、发绀等情形,应尽快与医护人员联系。

(沈秀明)

21. 为什么做增强 CT 时要签署知情同意书

当受检者接受增强 CT 检查时,会被要求签署一份知情同意书,这已经成为做增强 CT 前的一个流程。至于同意书的内容,主要包括患者在做检查之前应该做的准备(如检查前空腹、检查前口服稀释的对比剂等),以及如发生意外情况或者因个人的一些身体原因而发生过敏反应时,应该采取的措施以及其他注意事项。

但在签署知情同意书的时候,总会有患者问:为何要我们签署知情同意书?

是不是签了之后，万一发生了什么意外，医生就可以推卸责任了呢？当然，站在患者及患者家属的角度，提出这种疑问也是情有可原的，但实际上责任问题并非是签署了知情同意书就可以推托的。按照现代医学发展的理念，医院与患者之间必须要建立一个相互信任的关系。相互信任的一个基础就是，由于患者并不熟悉医院的很多情况，医生在患者来做检查时，有责任、有义务告知所做检查可能存在的风险和相关的注意事项，以达到最满意的检查结果。

同样的情况在其他行业也时有发生，如您去银行或保险公司买一份理财产品或投一份保险，业务员肯定在推荐产品的同时并会告知可能存在的风险，在决定购买之前您也是要签署一份类似于医院知情同意书的文件。同样，签署文书后一旦发生问题，也并非银行或保险公司可以推卸责任的，而要视具体情况来解决问题。签署知情同意书从法律角度而言，也保证了当事人双方的合法权益，包括告知义务和知情权。

（龚志刚）

22. 为什么要用高压注射器来注射对比剂

当患者接受了 B 超、CT 平扫、MRI 平扫等检查，发现有病灶后，医生往往会建议再做个增强 CT 检查来进一步明确诊断和确定疾病的性质。而在做增强 CT 检查时是需要注射对比剂的，这时我们会用到一个叫做高压注射器的设备。它的作用相当于一把加了压力的水枪，能把对比剂以团注的方式快速地注射到患者的血管内。

由于一个正常成年人的血容量大概有 7 000 毫升，而一次增强 CT 扫描对比剂的用量一般是 100 毫升，这好比在一条小河里倒了一两桶水，不管是什么颜色的水，不一会儿这两桶水就被稀释了。虽然，现在使用的对比剂浓度已经足够高，但为了保证注射后能够在重点脏器看到对比剂，我们必须采用"团注、快速"方式，以确保被观察脏器显像。快速是能够集中显示的首要条件，而团注的含义是：采用快速的方法使对比剂以成团的方式进入体内，并在某一时间段内的显示浓度达到高峰。过去由于没有高压注射器，我们只能采用人工的方式推注，为了加快推注速度采用了最大号的针筒和尽可能粗的针头。几个增强患者检查完成后，注射对比剂的护士往往是满头大汗，患者多的时候，手已经没有力气推动针管（因为浓度高、黏稠），只能用肚子顶来推动沉重的注射器。有了高压注射器，我们医务人员完全从艰苦的体力劳动中解放出来了。高压注射器除了完全满足增强 CT 扫描的要求，使用起来还更方便，并且药液的剂量和扫描时机的配合也更准确。

（龚志刚）

23. 我的血管细，做增强 CT 打"药"速度快会出事吗

患者这里说的"药"其实在医学影像检查中被称为碘对比剂。顾名思义，它是一种含碘的、能在人体组织中起到对比作用的药物，作用就是使我们想要看清楚的组织脏器能与周围的其他组织结构有所区别，从而达到检查、确诊的目的。

如前所述，CT 对比剂是一种含碘的药物，现在常被用于增强 CT 和某些 X 线的造影检查中。碘对比剂的理化特性可以简单概括为两个字："三高"，与人体内的液体如血液、脑脊液等相比，它的浓度高、黏稠度高、渗透压高。由于增强 CT 的基本要求是"团注、快速"，血管细也不能打得太慢，否则会达不到"团注、快速"的诊断要求，也就失去了增强 CT 检查的意义。

在实际检查中，护士会根据个人的血管条件，尽可能找一条较粗的血管。但没有很粗的血管也不要紧，针对较细的血管，也可以稍降低一些注射的速率。个人的情况千差万别，但在多数情况下，成人的外周静脉不会比针头更细。只要血管弹性好，每秒 3～5 毫升的注射速率是可以承受的，不必过分担心。

（陆　伦）

24. 为什么做增强 CT 检查前需要禁食

做增强 CT，需要从外周静脉快速地团注含碘的、黏稠度很高的对比剂进入体内，其主要的作用是使需被观察的组织或器官显示得更清楚。但对比剂毕竟是一种外来物质，除了显影组织、血管外，它还会产生一些不良反应，最常见的是全身发热、口腔里会有些许苦味感；另外还有些人会产生轻度的碘过敏反应，如皮肤瘙痒、起红疹，恶心呕吐等，重者甚至会发生过敏性休克。

禁食主要是为了防止发生恶心呕吐时，胃里的内容物被误吸入气管内引起窒息。由于过敏反应时有可能神志会不清，呕吐引起窒息的情况很可能发生，严重的话有可能会危及生命。禁食还有一个作用是：人体在空腹状态下，胆囊是扩张的，也就是说胆囊的形态是比较大的，这有利于腹部检查时对胆囊的观察。另

外，充满食物的胃也会在一定程度上影响对胃和周围脏器疾病的诊断。

　　所以，做增强 CT 检查前需要禁食。

（董海鹏）

25. 增强 CT 扫描前喝水有什么作用

　　其实，无论是增强 CT 还是平扫 CT，接受腹部 CT 检查的患者一般都是需要喝水的。那喝水到底有什么作用呢？很多人可能也知道，人体的腹部内有很多脏器，有的脏器在医学上称之为实质性脏器，如肝、脾、肾等，而有些脏器被称为空腔性脏器，如胃和肠。空腔性脏器如胃在进食后饱腹状态下，是被食物装满的，这种情况是不利于 CT 扫描观察的，因为食物团的残留会影响对胃和周围脏器的观察，而在完全空腹的情况下，胃内因为没有内容物，会蜷缩成体积很小的一团。由于胃也属于软组织，这种情况容易与其他组织结构或病变混淆（肿瘤的 X 线影像特性也是一种软组织）。所以，我们需要想一些办法来使胃变得更容易辨认，一个最简单、容易实施而且又安全的办法就是饮水。饮水后空空的胃被再次撑开，由于水的密度是均匀的，而且能很容易被 CT 分辨（水的 CT 值一般在"零"左右）。

　　当然对于这类空腔性脏器，我们的办法还远远不止于饮水。我们还可以在水中加入一些增强注射用的对比剂，使之成为合适浓度的对比剂稀释液。在医学上我们把这种口服液称为"阳性口服对比剂"，视不同的场合和不同的患者情况会灵活应用不同的口服液，使 CT 检查的结果更完美。

　　另外，在 CT 使用的早期，我们还曾经使用过"阴性口服对比剂"。所谓的"阴性口服对比剂"其实是一种油脂类的口服液，由于油脂类的溶液在 CT 扫描成像后表现为低密度（CT 值小于"零"，并远低于零），使之与其他组织和脏器形成了明显的对比。但此类口服对比剂的口感不好，再者后来有了水和阳性对比剂，故此类对比剂已被弃之不用。

　　所以说，接受 CT 检查前喝水也是检查前准备工作之一，这对于清晰、优质 CT 检查来说是必要的。

（沈秀明）

26. 为什么做完增强 CT 后还要多喝水

　　增强 CT 检查时注射的碘对比剂可以帮助医生更准确地对疾病做出诊断。

由于对比剂是一种非人体所需的物质，我们需要让它尽快地排出体外。

现在所使用的对比剂，是一种非离子型的、水溶性的含碘溶液。一般而言，除碘过敏和严重的甲状腺功能亢进或心、肾功能不全患者以外，对人体是很安全的。检查完医生还会嘱咐患者要多喝水，其主要目的是喝水可以促进对比剂尽快排出体外。喝水一方面帮助血液稀释对比剂，有利于排出；另一方面也是为了排泄时降低药物的浓度。减少对肾脏代谢功能的负担。大量喝水稀释对比剂的浓度，并促使对比剂尽快排出体外，医学上的专用名词称之为"水化"。水化可加快肾小管分泌，使对比剂快速随尿液从人体内排出，从而进一步提高对比剂使用的安全性。

（李念云）

27. 有甲状腺疾病，能不能做增强 CT

患有甲状腺功能亢进症，即甲亢的患者一般不建议做增强 CT。

甲状腺是人体中一个重要的激素分泌器官，平时我们大多数人甚至都不知道甲状腺位于何处，它就像一个无名英雄，默默地守护着我们的身体健康。它也像一台稳定工作的发电机，分泌的激素像发电机发出的电力，为人体各个相应器官的正常运转提供充足、必要的"电力"。

人体中的甲状腺会分泌两种激素，就是我们经常说的 T_3、T_4（三碘甲状腺原氨酸、甲状腺素），它们也是用来化验甲状腺激素分泌是否正常的两个指标。甲状腺功能正常的时候，人体血液里的这两种激素指标也是正常的。但是甲状腺这台全天候工作的"发电机"偶尔也会发生故障，这时候就会出现一些甲状腺疾病，如：

（1）甲状腺功能亢进，俗称甲亢。

（2）甲状腺功能减退，俗称甲减。

（3）甲状腺结节。

（4）桥本甲状腺炎（慢性淋巴细胞性甲状腺炎）。

以上这几种常见的甲状腺疾病里面，只有活动期、严重甲亢患者是不适合做增强 CT 的。那又为什么呢？

"大脖子"病我们都知道，那是因为缺碘引起的，缺碘的时候人体的甲状腺激素就会变少，所以我们国家在很多地区推广加碘盐。甲亢和"大脖子"病刚好反了过来，大脖子病是因为缺碘，是缺甲状腺激素，而甲亢呢，是甲状腺激素太多了。

　　我们在医院的影像科做增强 CT，都是要用到对比剂的，对比剂药水里的主要成分是碘，而且是浓度很高的碘。而碘又是甲状腺最需要的，如果患者被注射了对比剂药水，这下甲状腺就更活跃了，它可以生产更多的甲状腺激素了。可是这样的话，甲亢活动期的患者就麻烦了，他们身体里的甲状腺激素本来就很高，如果再因为做增强 CT 被注射对比剂的话，血液里碘的量变得更多，又会导致甲状腺激素增多，从而加重甲亢的症状。所以，甲亢，尤其是甲亢活动期患者一般不建议做增强 CT。

（张沉石）

—— 专家简介 ——

张沉石

张沉石，副主任技师，海军军医大学附属长征医院影像诊断科技师长。

上海市医学会医学影像技术专科分会委员，上海市生物医学工程学会委员。

从事 X 线和 CT 技术工作，擅长 CT 新技术的临床应用。

28. 肾功能不全者能做增强 CT 检查吗

　　有时候平扫 CT 无法达到检查目的，就需要做增强 CT，也就是将对比剂注入静脉后再进行 CT 扫描的检查。在做增强 CT 检查前，要签署知情同意书，知情同意书内容中有一条就是"有没有肾功能不全疾病？"那肾功能不全患者到底能不能做增强 CT 检查呢？这其实还是需要看具体情况来做最后的决定。

　　由于使用对比剂有一定的不良反应，对已有慢性肾功能不全的患者应用含碘对比剂，会面临较大的肾损伤风险，严重时可能会导致对比剂肾病的发生，肾功能急骤恶化。我们现在常用的对比剂一般都为高渗性对比剂，对肾功能不全的患者会有较大的肾损伤风险。因为肾小球滤过率会随着年龄的增长而降低，因此我们也无法准确界定对比剂肾病的发生率。

　　根据研究报告统计：原来有肾脏疾病和肾功能损害的患者，使用对比剂后其肾损伤的发病率可超过 5%；如同时合并糖尿病和肾功能不全时，其发病率可达19% 以上；另外，对于同时患有肿瘤疾病的患者，其合并肾损伤的风险性就更大。

　　因此，有对比剂肾病高风险患者是否能做增强 CT 检查，应由临床医生根据个体情况慎重评估，如先测定肌酐清除率以确定其肾功能情况，再根据其他化验结果确定是否可以做此项检查。另外，现在医疗市场上也出现了一种低渗性对比剂，这种对比剂对肾功能的影响较小，使肾功能不全的患者也多了一种选择。

（胡顺东）

29. 有冠心病史的患者能做增强 CT 检查吗

关于这个问题的回答基本是肯定的，当然涉及个人，有时候还要看每个人的具体情况。首先，这个问题主要涉及增强 CT 检查需注射的对比剂类型。我们知道，目前国内外医院增强 CT 检查主要是使用含碘的非离子型对比剂，该类对比剂到目前为止被认为是安全的。但安全不等于没有禁忌证，该类对比剂的主要禁忌证是严重的碘过敏史和严重的甲状腺病症患者。在临床使用中，还有一些情况如：严重的心、肾功能衰竭，孕妇等也要慎重对待。一般需要与临床医生联系了解情况后，才能确认能不能做增强 CT 检查。

冠心病是由于冠状动脉发生粥样硬化、栓塞、炎症等导致血管狭窄或阻塞性的病变，它的主要表现是心肌缺血、缺氧或坏死引起心前区疼痛等，发作常常和季节变化、情绪激动、饱食、吸烟和饮酒等因素有关。所以，根据对比剂应用的禁忌证和冠心病的发病机制，我们可以肯定地回答：有冠心病史或目前患有冠心病而无其他疾病、符合碘对比剂使用指征的患者，是可以做增强 CT 检查的。

（彭海腾）

30. 注射对比剂后需要吃点什么补一下身体吗

做 CT 检查往往需要注射对比剂，使用对比剂可以帮助医生更好地做出诊断，提高疾病的检出率和良、恶性的区分率。一般地说，现在使用的对比剂都是非离子型的水溶性碘剂，经过了反复的临床试验，已经使用了超过 20 年。到目前为止，我们知道除严重的碘过敏、严重的甲亢或严重的肾功能不全患者以外，碘对比剂对其他所有人是安全的。

由于对比剂不会被人体吸收，在注入人体体内后的短时间内，会随着尿液排出体外，其主要的短暂影响是一过性的过敏反应，如浑身发热、皮肤瘙痒和恶心呕吐等，不必过分担心。同时，也没有必要吃些什么食物来补身体。一般情况下，检查前后只要按照医生的要求多喝水就可以了，多喝水可加速肾脏的代谢，使注入体内的对比剂更快地从尿液中排出。

（李念云）

31. 打了 CT 对比剂对周围人会有影响吗

　　我们去医院看病不可避免地要做各种检查,有些影像检查是需要注射或者口服对比剂的。因此,有些患者会担心这种对比剂会不会带有辐射,对周围人会不会有影响? 而家里有宝宝或者怀孕妈妈的患者对这个问题就更加关心了。对于这种担忧,我们只要了解了什么是对比剂之后就会坦然释之了!

　　我们日常检查用的对比剂通常是碘制剂,碘制剂除了使受检者产生偶发的过敏反应外,对受检者本人基本没有影响。最重要的是:碘本身不是放射性物质,它不会产生放射性,当然对周围人不会有任何影响。

（朱海燕）

32. 哪种对比剂的安全性更高些

　　CT 增强扫描所用的对比剂有离子型和非离子型。离子型对比剂目前国内常用的是 60％复方泛影葡胺,溶于水后发生电离,渗透压高,造影的反应相对常见。非离子型对比剂例如碘海醇(商品名:欧乃派克),由于其生物安全性较高,造影反应发生率低且轻,从患者安全考虑,一般建议患者使用非离子型对比剂。而属于有高危因素的患者,则必须使用非离子型对比剂做 CT 增强。

　　通过静脉注射到体内的对比剂,一般会在 24 小时内几乎全部以药物原形经尿液排出。经研究发现,注射药物后一小时,尿液中浓度最高,同时无代谢物产生。由于对比剂几乎全部是通过肾脏代谢排出,因此,在 CT 扫描结束后,应该适当增加饮水,以增加对比剂代谢、排出的速度。

（沈秀明）

33. 为什么增强 CT 检查后有时打针的胳膊会肿起来

　　不知您是否知道,旧的楼宇为什么容易产生水管渗水、爆裂吗? 那专业人员会告诉您：由于年代久远导致了水管老化，并且在用水量较少的情况下，管道内的压力持续增大，导致了水管的渗水或爆裂。其实人体内的血管也有类似的情况，随着年龄增长或同时伴有慢性疾病(如高血压、糖尿病、肿瘤化疗等)的患者，血管壁的弹性会变差、血管变脆，同时有的血管变细、变扭曲，好比长久未更换的自来水水管。人体内的血管壁也有点像橡皮筋，随着时间的推移慢慢地老化，弹性下降，当血管内壁受到瞬间较大压力的冲击时，有时候也会"渗水"、爆裂。增强 CT 扫描为了能获得较好的强化效果，检查时需要用很快的速率(3～5 毫升/秒)，并采用器械压力的方式进行注射。由于压力短时间内增大，有时就会导致血管渗漏或破裂。血管破裂后，对比剂会溢出，流向胳膊前臂的皮下，引起胳膊肿胀。当患者的年龄较大，同时伴有慢性疾病，或者做过化疗注射，这种基础血管情况差的患者，其做增强 CT 注射对比剂时血管破裂的风险就比较大。

当然，在实际应用中这种血管破裂的情况是极少见的，绝大多数情况是对比剂药液的渗出。渗出也会造成对比剂扩散至注射部位的皮下，导致胳膊的肿胀。

（周如康）

34. 增强 CT 检查后胳膊肿用什么方法处理比较好

一般在做增强 CT 检查前，护士会在患者的手臂上寻找合适的静脉血管建立静脉通道，以方便检查过程中注射对比剂。由于每个人的血管情况不同，在高速注射对比剂的过程中可能出现对比剂注射液血管外渗或血管破裂的情况，造成局部组织肿胀和疼痛。出现这种情况，患者都会比较紧张，会追问医生怎么办，有什么好的处理方法？

意外有时难免会发生，一旦发生对比剂外渗的情况，患者要保持冷静，积极配合医生、护士做相应的治疗。首先，医生会将针拔出，并用消毒棉签按压穿刺部位，这样就避免了血液外渗加重局部肿胀。然后，可采用物理和药物治疗相结合的方法，即局部湿敷 50％硫酸镁或 20％甘露醇，并且尽量抬高患肢，以促进静脉回流，有利于局部药液吸收和消肿。如果患肢感到疼痛的话，可以注射地塞米松 5 毫克再加 2％普鲁卡因 2 毫升局部封闭，这样就能够缓解疼痛。同时，还可外涂多磺酸黏多糖乳膏，该药物具有局部抗炎、消肿的作用。还可将碎冰装在塑料袋内，包裹肿胀的肢体，包裹范围要求超过注射部位上下的关节，但不能使用次数太多，以防止冻伤。同时，肿胀的胳膊 24 小时内禁止热敷。

这样处理之后一段时间，局部外渗引起的肿胀、疼痛会完全消失。

（朱海燕）

35. 为什么做增强 CT 在打对比剂时会全身发热

大多数患者在做增强 CT 检查前注射对比剂的过程中，会有全身发热的感觉，就像有一股热流从上到下流过一般。他们心里往往就会存在一些疑问：这到底是为什么？要紧吗？

注射对比剂时，会感觉局部甚至全身发热，这是由于药液本身所造成的。因为对比剂是一种化学物质，它具有高渗性，再加上我们的给药方式、注射速度、注射剂量，以及患者的个体差异，最终会产生上述情况，这其实也是一种正常的、轻度的对比剂反应现象，不会对人体造成伤害。另外，由于对比剂的渗透压均超过血液，通过外周静脉注射的增强 CT 检查中，渗透压较高的对比剂会对血管内皮产生一定的刺激作用，使患者在注射对比剂时感到血管性疼痛。同时，对比剂还可直接作用于小动脉的平滑肌，引起局部动脉扩张，产生热感及不适。所以，在做增强 CT 检查时，患者感觉到全身发热，完全没必要恐慌担心。

（朱海燕）

36. 为什么做了钡餐造影后一周内不能做腹部 CT

钡餐造影所服用药物的主要成分是硫酸钡，它是一种白色、无毒、不溶于水和酸的物质，在 X 线下不易被穿透，所以被用来作为 X 线钡餐造影的对比剂。同时，它在所见的 X 线片上呈现白色，使一些空腔性的器官易于显示，在 X 线检查中常用于消化道疾病的诊断。如，硫酸钡进入消化道后，会附着在消化道壁上，显示出消化道的轮廓，可检查出消化道壁上有无缺损、溃疡、肿瘤等。硫酸钡是一种不被人体吸收的物质，进入人体一段时间后会随着代谢从肠腔排出体外。

当做完消化道钡餐检查后，不管患者在检查中的服用量有多少，硫酸钡都会在消化道内滞留，其滞留时间的长短因人而异，短则一两天、长则一周，个别人有可能会更长。如果肠腔内还留存有钡剂，做腹部 CT 时，CT 的图像上会产生类似金属的伪影而影响诊断，甚至造成误诊或漏诊。造成 CT 上产生伪影的主要原因是，由于钡剂是一种高原子序数、高密度的物质，在 X 线高对比的检查中显示适中，而在 CT 有丰富对比的检查中，这种高原子序数、高密度的物质就不适合了。

所以，在做腹部 CT 检查时，登记处或检查人员会确认患者在之前未做过 X 线的钡餐检查。根据多数人的情况，钡餐检查后一般需要相隔一周时间才能做腹部 CT 检查，如果个别人还有钡剂残留，放射科医生发现后会告诉患者，让患者重新安排检查。

（张沉石）

37．前几天刚做过一次 CT 检查，为什么现在复查又要做

提出这类问题的患者可能多少是有耳闻，CT 是一种有辐射损伤的检查。确实，CT 在检查中需要使用 X 线辐射，根据辐射使用量的多少，会对人体产生不同程度的损伤。但是，任何一种损伤不能用"要不要紧"来简单地回答，我们需要看这种损伤的程度以及损伤和需求之间的权衡比较，才能最后确定患者现在是要做还是不做。

一般而言，现在使用的绝大部分 CT 检查，其辐射剂量是很低的，应该说是远远低于致伤、致残的剂量，同时对人体的损伤主要是集中在一些敏感器官和组织，如眼部、生殖器官和造血系统。多数情况下，人体自身有修复功能，这些器官被辐射照射损伤后，会自行在短时期内修复，不需要任何人工干预。

所以，一两次或短时间内少数几次的 CT 检查，都被认为是允许的。而当遇到一些比较特殊的情况时，选择 CT 检查显得尤为必要：被怀疑得了某种恶性疾病，需要用 CT 检查来确诊；得了其他疾病需要抢救治疗，要用 CT 来明确诊断。那么两者权衡，是生命重要呢还是有一点点小的损伤重要呢？结果是不言而喻的。

（张沉石）

38．什么是 CT 引导下穿刺检查

如今 CT 已不再作为一项单纯的影像检查而存在。在现代医学科学不断打破各科界限、互相依存共同探索等各种多元化模式的推动下，CT 也配合着临床各科实现各种检查和治疗，并取得显著的医疗效果。

CT 引导下经皮穿刺就是现在临床应用较多的一项技术。它其实就是在

CT 扫描的精确引导下，将穿刺针准确穿入体内的病灶并获取病变组织的一项技术。

我们以肺部穿刺举例：如肺内肿块需明确诊断其性质，医生就会在 CT 引导下对该部位病灶进行穿刺，利用长穿刺针直接刺入肿瘤内抽取病理组织，经病理科确诊肿瘤的良、恶性以及恶性肿瘤的类型，以便采取不同的治疗方案。

当 CT 检出有小结节并且小于 1 厘米，特别是现在比较多见的只有几毫米大小的磨玻璃影时，患者一般都选择胸腔镜下局部切除术。但由于病灶比较小，术中医生难以寻找或寻找时间过长，这会增加病患手术风险。

在这种情况下，胸外科医生会采取手术前在 CT 机的扫描下精准地找到所需手术小结节所在层面，对小结节放置定位针或注射染色剂染色锁定小结节。进入手术室后，术中医生很容易就能找到定位针或发现染色，对小结节精确实施楔形切除，从而最大限度保留了患者的正常肺组织，缩短了手术时间，降低了手术风险，提高了患者的康复速度和生活质量。

（李浩亮）

39. CT 下经皮穿刺会不会痛，有什么危险

一般地说，穿刺前会对穿刺入口做局部麻醉，所以不会有很痛的感觉。既然是 CT 引导下的，在操作中医生会在 CT 图像的提示下避开骨骼、大血管、神经的阻碍，以最短的途径、最佳的角度到达病灶部位。类似于战场上激光制导的导弹，可以准确命中目标、精确打击，避免伤及无辜。

当然，再好的检查技术也会有不良反应，CT 引导下穿刺的主要并发症有气胸、出血等。一般在熟练医生的操作下，这些情况多数是不会出现的。

CT 引导下的穿刺检查目前也正在被更多医生认可，应用范围也越来越广泛。如腹部器官的 CT 引导穿刺检查、盆腔积液 CT 引导下的引流，还有晚期肿瘤在 CT 引导下行射频消融术，或 CT 引导下直接在肿瘤内放置小剂量放射物质，达到局部杀灭癌细胞的目的，有效地延长了患者的寿命。

总之，CT 引导下的穿刺检查提高了精准度和安全性，减少了患者的痛苦和风险。

（李浩亮）

40. CT 检查有辐射，能换成磁共振检查吗

CT 和 MR(磁共振)都是现代医疗仪器设备，它们之间在检查和疾病诊断方面都各有优缺点。CT 的最大缺点是有辐射，但在疾病检查方面与磁共振相比是各有千秋。CT 主要利用 X 线辐射的穿透成像，对人体的几乎所有部位都能检查，特别是磁共振的弱项——肺部，CT 检查的效果要更好一些。磁共振的主要缺点是价格较贵、检查时间长，有些患者会在磁共振的检查孔内产生幽闭恐惧感。根据磁共振的成像原理(在强磁场下，人体内的氢质子产生共振并成像)，磁共振对人体富含氢质子的组织成像的效果比较好(如中枢神经系统、软骨、肌肉等)，当然其他很多部位磁共振也能做。

综上所述，到底是选择磁共振还是 CT，还要根据不同情况(个人的身体、疾病、经济条件等)来定。一般对病因不明的患者，建议最好先做简单、快速的检查，如超声检查，先看看有没有异常；如果未发现明显异常或者发现异常而又不太清楚，再考虑进一步做 CT 或 MR 检查。

总之，CT 和 MR 之间两者各有长处和缺点，不可相互替代，也不是越贵的检查就越能发现问题。就诊时最好听取医生建议，以便能经济、合理、尽早、准确地发现问题。

（李念云）

41. 为什么做冠脉 CT 检查前要进行呼气训练

冠脉 CT 检查的全称为"冠状动脉 CT 血管造影检查"，它是 CT 中一项特殊的增强 CT 检查，它的阴性预测值很高，甚至可以超过 DSA 的插管造影检查。其阴性预测值的含义是：如果冠脉 CT 检查结果没发现病变，那就肯定是没有问题；如果冠脉 CT 检查结果发现问题，如狭窄、斑块等，其准确性就要差一点。同时冠脉 CT 检查也是 CT 中复杂的检查之一，它的检查成功与否与患者的配合有很大的关系。所有对患者的要求中，很重要的一点就是在冠脉 CT 检查中需要患者配合呼吸屏气，从而获得清晰的冠脉血管图像。

那为什么需要对患者进行呼吸屏气训练呢？这是因为在冠脉 CT 检查中，绝大部分 CT 设备需要连续采集几个心跳周期的图像，这段时间一般会持续 10 秒钟左右。在这个过程中，需要被检查的患者进行有效的呼吸，然后深吸一口气

后屏气。因为有效的呼吸能使肺部吸入更多的氧气，使在屏住呼吸的这段时间内保证对冠脉的供氧，不至于因为随意的呼吸而至冠脉缺氧。冠脉如果缺氧的话，很可能会导致心脏的异常搏动，这是我们所不希望看到的，进而也有可能使检查失败。

所以，检查前的呼吸训练很重要，医生会帮助患者学习并练习屏气的方法。每次呼吸使肺部得到充足的换气，那么检查需要屏气时，屏住呼吸持续的时间会更长一些。有效的呼吸屏气有利于检查的成功率，所以请配合医生做好检查前的呼吸屏气训练。

（龚志刚）

42. 什么是 CTA 检查，和增强 CT 有什么区别

隔壁邻居陈阿姨患有高血压近二十年，最近总有突发的胸痛伴血压升高，临床初步诊断为急性心肌梗死。由于陈阿姨年岁已高，医生要求她入院观察一周。结合入院后的多项检查报告，临床医生诊断患者很可能存在冠状动脉狭窄或闭塞，于是联系了放射科要求安排冠状动脉 CT 血管造影（简称 CTA）检查。

那什么是冠状动脉 CT 血管造影检查，普通 CT 与增强 CT 又有些什么区别呢？我们知道 CT 的检查中，根据检查方法的不同，大概可以分成以下几种：CT 平扫（普通 CT）、CT 增强（或增强 CT）、CT 血管造影（又称为 CTA）以及 CT 穿刺等。CT 平扫与 CT 增强是 CT 用得最多的检查方法，它们之间最大的区别就是平扫 CT 不需使用对比剂，而增强 CT 则需要注射对比剂，也就是俗称"不打针和打针"的区别；另外一方面就是相对而言，增强比平扫的检查时间要长一些。陈阿姨被要求的检查也属于增强检查一类，只是 CT 血管造影对比剂注射量有时要多一些、注射的速度要更快一点。

CT 血管造影是近十多年发展起来的 CT 检查方法，是一种微创（仅需通过外周静脉注射对比剂）、检查方便、准确性高的检查方法。CTA 检查可对人体中的主要血管进行成像，并根据不同情况确定诊断，人体中的一些血管如主动脉、

冠状动脉、脑动脉、颈动脉以及四肢周围动脉等都可通过 CTA 来发现病变。

　　冠脉 CTA 也是目前比较盛行的一种检查方法，它主要是针对冠状动脉狭窄堵塞和有软斑块、硬斑块、钙化的患者，通过检查可明确病变的有无和病灶的大小，是否需要治疗，等等。该检查需要对被检查者的心率进行控制，如多数医院用于检查的 64 排螺旋 CT，要求患者心率控制在 70 次/分以下，并且心率要齐，不能有太多的早搏；其次，由于检查时需要注射碘对比剂，被检查者不能有碘过敏病史，同时心、肾功能严重不全者也不适合。

（徐　冰）

43. 做增强 CT 扫描前一定要做碘过敏试验吗

　　老刘近几日低烧不退，伴有食欲下降、恶心、腹泻等症状。到医院就诊后，医生初步的诊断为急性肝炎。过了一周，老刘症状并未减退，反而加重，右肋部出现间歇性疼痛，放射至右肩及背部，下肢水肿，人变得消瘦乏力。入院观察一个月，老刘的甲胎蛋白出现持续性升高，医生遂怀疑老刘可能是患了早期肝癌，为明确诊断需做上腹部增强 CT。检查前，老刘心中存有疑问：我以前做这增强 CT 检查前要做碘过敏试验，这回怎么不要做了呢？

　　目前，广泛使用的碘对比剂为非离子型对比剂，基本上是安全的，其发生的不良反应率也可控制在 0.04% 内。国内出版的药典和中华医学会日前发布的碘对比剂使用指南也明确规定，非离子型对比剂在使用前无需做过敏试验，所以目前国内外医院对于非离子型对比剂基本上都不做过敏试验，直接静脉注射后进行增强 CT 扫描。

　　非离子型碘对比剂检查不做过敏试验，是根据该药物的药理和长期使用的经验得出的。在早期使用碘对比剂的过程中，国内外的所有医院都按照常规做过敏试验，但长期使用的结果发现，做了过敏试验仍会有一定比例的患者发生过敏反应，且其发生率和发生的结果与临床验证的结果无明显差别。相关的研究也发现，不做过敏试验使用碘对比剂也得到了相近的结果。

当然，碘对比剂在实际使用中，一些患者还是会出现各种各样的轻度或较重的反应，常见的有荨麻疹、恶心呕吐，比较严重的可能会出现喉头水肿、呼吸困难等。对于较轻的不良反应一般不用治疗，检查完成后会自行消失；针对较重的不良反应，医院里一般都有应急预案和措施，不会导致严重的后果。另外，很多医院还会针对有可能出现碘对比剂不良反应的情况，事先询问患者有无碘过敏史，有没有过敏体质或其他药物的过敏史，针对特殊患者还会使用一些预防过敏反应发生的药物。研究发现，碘对比剂不良反应的发生还与对比剂使用的量密切相关，这也解释了为什么有人做了过敏试验结果是阴性，还会出现过敏反应。因为过敏试验时一般是用了很少的、甚至是稀释的碘对比剂(通常是 1 毫升)，而正式检查时碘对比剂的用量要达到 100 毫升，有时甚至要超过 100 毫升，并且浓度也往往是高于试验用药。

（徐　冰）

MR ｜检｜查｜

44. 什么是 MR

MR 是 MRI 的简称,也就是大家熟悉的磁共振成像。目前,MR 的简称运用比较广泛。

磁共振利用的是人体内的氢原子核(即质子)进行成像的。氢原子核除了具有质量和带正电荷的物理特性外,还具有自旋的物理特性。一般情况下,人体内大量的带有正电的质子自旋是无规律的,但当将其置于外磁场中时,其自旋空间取向从无序向有序过渡,并达到一定的平衡状态。如果此时核自旋系统受到外界作用,如一定频率的射频电磁波激发作用,即可引起共振效应,系统将形成新的排列状态。在射频脉冲停止作用后,自旋系统将由该状态恢复到静止在磁场中原来的排列状态,同时释放出微弱的能量,人们把这些能量通过线圈接收出来,并通过一定数学运算,就能获得人体的二维或三维图像,该过程即为磁共振成像(MRI)。

MRI 使用的是静磁场和无线电波范围的射频脉冲,其显著优点是没有电离辐射,但它的成像时间要比 CT 长,且设备成本高、临床操作难度大。MRI 目前已广泛应用于人体各系统的影像诊断,尤其是在颅脑、脊髓、心脏大血管、骨骼关节、软组织及腹部实质性器官等,能获得非常好的图像。

（王敏杰）

—— 专家简介 ——

王敏杰

王敏杰,海军军医大学附属长海医院影像医学科副主任技师。

中华医学会影像技术分会常务委员、CT 学组副组长;中国医学装备协会 CT 工程技术专业委员会常务委员兼副秘书长;中国医学装备协会 CT 应用专业委员会常务委员;上海医学会理事;上海市医学会医学影像技术专科分会主任委员。

从事医学影像技术工作,擅长 CT 等各项特殊检查技术。

45. 磁共振设备产生的磁场对人体有影响吗

现在,磁共振检查在我们的日常生活中很常见,那很多人会问,作为一个这么常见的大型检查,它会产生哪些影响呢? 它所产生的磁场对人体有影响吗?

首先,是人体在磁共振检查时会发生皮肤和组织器官温度的改变。在磁共振刚出现时,国外的专业研究工作者采用先进的荧光温度计,曾对处于 1.5 特场强的人体进行过精确的测量研究,最终证实磁场对人体皮肤和组织器官的温度不会造成影响。那么,为什么有些做过多次磁共振检查的人会说,在检查过程中确实感到被检查的部位的皮肤烫烫的、温度变高? 其实这是检查进行中磁共振的射频脉冲引起的。针对这种情况,我们可以通过设备通道的风扇排风或者由操作人员对检查参数进行优化,从而得到控制。

其次,在磁共振的磁场作用下,人体内会产生细微的血沉加快和心电图改变,专业名词叫做"磁流体力学改变"。这些变化在磁共振检查过程中,不会伴随心功能和循环系统的功能不全,也就是不会对人体产生不可逆的影响,也被认为是没有生物学上的危险。

最后,磁共振磁场对神经系统方面的影响。目前,国际上公认 3.0 特以下的磁场对于人体的神经系统没有显著的不良影响。但是,有些人会说,在进入磁共振室后有头晕、心慌等症状,但这绝不是磁场所引起的。这些表现可能是因为磁共振检查环境相对幽闭,被检查者心理上紧张或其他个人原因导致。

总之,到目前为止,这么多年的磁共振临床应用都没有显示受检者受到磁场的危害。我们也可以这么去理解:由于我们身体里面缺乏足够的铁磁性物质,磁共振产生的磁场对人体不产生足够的"吸引力",是安全的、可靠的。

(陆 伦)

46. 磁共振检查时为什么不能将金属物品等带入机房

由于磁共振有磁场,体内有铁磁性金属物质者不能做此项检查,如:装有人工心脏金属瓣膜、金属植入物、动脉瘤术后有金属止血夹,及各种输液泵(如胰岛素泵)、神经刺激器、体内植入金属假体,或其他冠状动脉、食管、前列腺和胆道有金属支架手术者。

由于磁共振有磁场,进入磁共振机房的患者及家属,随身携带的铁磁性物品务必去除,如:假肢、义眼、活动性假牙,发卡、耳环、项链、手镯等,以及手机、手表、钥匙、小刀、钢笔、硬币和各类磁卡(包括各类银行卡和消费卡),含金属物质的皮带、纽扣等。

体内有金属避孕环的患者做骶椎、盆腔检查时,须取环后才能作此检查。

有时危重患者做磁共振检查,往往会有医院的推床或轮椅伴随。由于这些东西都是金属制品,必须千万注意这些东西不能靠近甚至进入检查室,否则会造成很严重的后果。

由于磁共振是一个强磁场场所,我们知道地球本身也存在磁场。如果把地球本身的磁场设为"零"的话,那么 1.5 特的磁共振磁场强度就是地球的 1.5 万倍,其磁力产生结果可想而知。国内外的多家医院由于患者、家属或工作人员的疏忽,都发生过金属物品或推床、推车事故。推床或推车在磁场的作用下,会飞向磁共振的磁体,其强大的吸力多数情况下令十几个身强力壮的年轻人都难以拿下推床或推车。像这种情况往往要给磁共振设备消磁,而消磁的代价少则几十万、多则数百万元。

特 别 提 醒

即使是口袋中的一枚 1 元硬币,在强磁场的作用下,也会像子弹一样飞出。如果不慎在飞行过程中撞击到人体,就会对人体产生伤害。所以磁共振检查时,千万不能将金属物品带入检查机房!

(姚秋英)

47. 哪些盆腔磁共振检查时需要憋尿

男性盆腔内的脏器包括:膀胱、前列腺、直肠、肛管及部分结肠和小肠;女性盆腔内的脏器包括:膀胱、子宫、输卵管、卵巢、直肠、肛管及部分结肠和小肠。首先,膀胱检查时是必须憋尿使膀胱充盈,以充分显示病变的位置、形态、病变范围以及与毗邻组织的关系。膀胱检查不仅需要憋尿而且还需要使尿液多到一定程度,但也需要注意不能憋得太久,因为磁共振检查的时间可能会比较长,不易憋住尿的患者会承受不住。

其他与膀胱相邻的一些器官的检查也是需要憋尿的,如男性的前列腺、直肠病变的检查；女性的子宫、输卵管、卵巢以及直肠等的检查。此类的检查可以使膀胱不一定憋尿到胀满，有一定的量就可以了。

其他盆腔内脏器的磁共振检查一般不需要憋尿，但有时候也要看个人的病情情况，以及临床医生根据患者情况的特殊要求。请按照医嘱的要求决定检查中是否需要憋尿。

（姚秋英）

48. 为什么做腹部磁共振检查也需要屏气

腹部磁共振检查通俗地说就是给人的腹部拍几张照片，只不过这些照片是从不同的角度来拍，拍的是人体腹部的某几个层面而已。同时，磁共振在给患者的腹部拍照片之前会先拍一个比较大的图片，我们叫做定位片，定位片里除了包含腹部还包括与腹部相邻的胸部等其他部位。为了保证最终图像的质量，我们会在定位片上做一个定位，定位之后磁共振拍出来的照片就只会是腹部的图片了。就像我们拍照片时选定了目标，会把相机焦点对准感兴趣的目标而忽略目标周围的事物。

但是，人体是一个很神奇的结构，人体的腹腔与胸腔之间被一块穹窿状的富有弹性的肌肉隔开，医学上叫做膈肌。人的肺就像是气球，当吸气时，气球充气胀大，就会压迫有弹性的膈肌向下移动，那么腹腔的部分器官也会受压迫而向下移动；反之当呼气时，气球就会变瘪、膈肌上移，腹腔部分器官也会随之上移。

由于磁共振成像技术对呼吸运动非常敏感，容易造成明显的图像伪影。因此，虽然磁共振已经对腹部做了定位，但是腹部脏器的位置却在随着受检者的呼吸而不停移动，甚至会移到"镜头"之外，造成出来的图像可能模糊不清，甚至不全。所以，为了能够给患者检查清楚、全面，就需要患者在检查时屏气，使膈肌在磁共振拍照的这段时间内尽量不要移动。

（陆　伦）

49. 安装心脏支架和起搏器后可以做磁共振检查吗

磁共振（MR）检查是非常重要的无创检查手段。但由于它是在磁场中做检查，所以人们常常对它有一些误解。如部分冠心病患者做血管造影腔内成形术，术中放置的金属裸支架或药物涂层支架是金属材料的,患者因此有疑问:我的支架会不会被磁共振机器"吸跑"啊?

其实,目前上市的心脏支架均支持 1.5 和 3.0 特的 MR 检查,并且也没有在检查中出现不良事件的报道。当然,遵循支架的 MR 标签说明书是没错的,绝大多数支架说明书或者患者卡片中都已注明可以做 MR 检查,但是一旦患者丢失卡片,可能遭到 MR 检查的"拒绝"。同时,支架的标签有时也会让患者误解,那我们就一起来解读一下这些重要的内容。

关于医用材料是否安全,美国食品和药品监督管理局(FDA)批准的 2005 年标准是这样解释的:

MR 特定情况:指特定 MR 环境下没有不良事件。其对磁场环境有要求,包括磁场强度、空间磁场梯度、射频场、特异吸收率等,还有可能有附加条件,如放置部位等。

MR 不安全:所有 MR 环境下都危险,即磁性材料,如手术剪刀。

MR 安全:在所有 MR 环境下均无不良事件,即不导电、非金属、非磁性物质材料,不存在与磁场相互作用的物理特性,如塑料制品。

目前,医院内使用的心脏支架属于上述 MR 特定情况,正规的 MR 检查是安全的,患者支架卡片或说明书中也会明确提示。

关于安装支架后的 MR 检查,还有人说:"放过支架六个月,等血管爬上内皮支架才能做磁共振,只有这样支架才不会移位。"其实这种说法也是错误的,因为冠脉支架是不含铁磁性物质的。

不管患者装了几个心脏支架,以下几点知识还是需要了解的。

(1) 支架必须为正规上市的支架(包括药物涂层支架、非药物涂层支架、金属裸支架等)。

(2) 如是正规上市的支架,支架术后随时可以进行 MR 检查,不需要经过特定时间。

(3) 如已安装支架后做 MR 检查,其参数必须由专业影像医师掌握。

而起搏器置入因设备型号众多,检查前需与就诊医生、手术医生确认产品型号,详细阅读产品说明书明确其磁共振安全性,未明确前不可贸然进行检查。

(姚秋英)

50. 我口腔里有假牙，可以做头颅磁共振检查吗

关于假牙能否做磁共振,回答是肯定可以做。但具体处理还是要看制作假

牙的材料。目前，口腔用金属材料一般是非铁磁性的，所以一般的假牙都可以做头颅磁共振。但根据假牙的材料材质和纯度不同，可以初步判断是否会在检查过程中有金属伪影而影响图像质量。如：各类烤瓷牙(纯钛烤瓷牙和全瓷牙等)一般都不会有伪影。但一些廉价的相对劣质的假牙或其固定的材料会有不同程度的伪影，最严重时影响图像质量导致无法影像诊断。如一些不锈钢皮包的或钢丝外固定的假牙等，对于这一类质量相对差的不固定假牙，在做头颅磁共振时一般都要求取下。

（华　婷）

51. 有节育环，能不能做磁共振检查

女性患者在做磁共振检查时总会遇到这个问题：有节育环能否做磁共振检查呢？

回答这个问题还得要先了解一下节育环的材料属性。目前的节育环按材料不同可分为铁磁性和非铁磁性两大类，非铁磁性的节育环毫无问题，是可以做磁共振检查的，并且也不会产生伪影。那么铁磁性节育环是否能做磁共振检查呢？对于这个问题我们用两个"看"来说明。

（1）看时间。如果是非下腹部或盆腔部位的磁共振检查，一般认为在放置节育环六个月后，节育环周围的局部组织增生、肉芽肿或瘢痕形成，节育环本身移动的可能性大大缩小，虽然会产生伪影，因为远离检查部位，所以放置节育环超过 6 个月的患者可以做检查。

（2）看部位。如果是下腹部或盆腔部位的磁共振检查，如盆腔、腰椎的检查，不管节育环放置的时间长短，在检查前最好先取下环，然后再做磁共振检查。否则由于节育环的存在会使磁场的均匀性降低，在节育环周围的组织内产生伪影，严重的甚至影响图像质量。

（陆　伦）

52. 体内有钛合金材料植入物，可以做磁共振检查吗

在磁共振的检查环境中，会产生高强度的磁场，从安全和检查角度考虑，是不能携带任何铁磁性物品入内的，因为在这种高强度磁场下，如果体内有铁磁性

物品，会产生如下问题。

（1）金属物品磁化产生扭力及吸引力，这有可能导致植入物出现移位，伤及周围组织。

（2）磁化率较强的金属物品会产热，可能会损伤周围组织或器官。

（3）植入物的磁化会严重影响成像质量，使检查达不到预期的效果。

以往临床上使用的各种植入物，很多是不锈钢制品，其中最有代表性的是固定骨折用的大名鼎鼎的"钢板"，这类材料是肯定不能做磁共振检查的。由于有了"前车之鉴"，这类问题有时候会对患者造成很大困扰，而体内有金属物品不能行磁共振检查的"常识"，也是在这种情况下形成的，即：铁磁性强的金属不能做磁共振检查。

但是，随着技术工艺的进步，现在钛合金植入物的应用已越来越广泛，很大程度上已经替代了过去的"不锈钢"产品。新型的钛合金材料由于强度高、韧性好、与人体组织的相容性好，有明显的临床应用优势；同时，在磁共振检查的强磁场环境下，钛合金植入物的扭力计、吸引力都极其微小，不会因移位对患者身体造成伤害；并且，材料本身的产热量也很低，虽然会有局部温度的轻微升高，但还不至于对人体造成伤害；还有，钛合金植入物造成的图像伪影也很小，不会影响成像质量和检查效果。

所以，对体内有钛合金植入物的患者来说，磁共振检查是安全的。

（姚秋英）

53. 身上有文身可以做磁共振检查吗

很多时尚、有个性的年轻人，会选择酷炫的纹身（如身体装饰性图案、文眉、文唇以及眼线等）来标榜个性。但在医院接受磁共振检查时，经常会被问及身上是否有纹身，甚至被拒绝做磁共振检查。为什么文身与磁共振检查会有冲突？

研究表明，用于文身的颜料往往因添加各种金属元素而具有了不同的鲜艳色彩。其中含有铁磁性物质，尤其是含有氧化铁的颜料，会在磁场内产生电磁反应，形成电流并导致文身处的皮肤温度升高，严重时会出现皮肤刺痛、灼伤或者在纹身周围起红疹。看到这里，相信有些读者会比较惊慌，永久性的文身除非整形手术，不然是去不掉的，那以后生了病都不能做磁共振检查了吗？

也请别担心，并非是完全不能做，但是需要注意和做到以下的注意事项。

（1）文身患者做磁共振造成伤害的情况是比较少见的，也并非所有文身都不能接近磁共振设备。只有含铁磁性物质的文身颜料会产生电磁反应，例如常含有氧化铁的黑色和棕色颜料，而含有碳、钛、铜元素的颜料是没有问题的。

（2）文身的形状也与电磁反应有关系，比如环形的文身更易造成伤害。

（3）目前尚未发现灼伤造成永久性的伤害报道，一般在 12 小时内皮肤会恢复正常。

（4）即使是上述有风险的文身，如必须做磁共振检查，也可以采取一些应对措施。如在文身处冷敷一个湿毛巾，可以有效防止对皮肤造成灼伤。

所以，对于有文身的患者，首先要确认文身颜料的性质，其次在检查前及时与操作技师沟通。扫描过程中密切观察，如有任何皮肤不适，应立即示意停止检查并采取相应的应急措施。

（朱海燕）

54. 腰痛是做 CT 检查好还是磁共振检查好

随着工作节奏和强度的加快、加大，腰痛成了一种常见病。医生经过初步检查后，会让患者去做不同的影像学检查，有的是 CT，有的是磁共振（MR）。有的人会感到困惑："医生，同样是腰痛，我为什么做 CT，他做磁共振？这两个哪个更好啊？是不是贵的会更好一些？"

对腰痛的检查诊断来说，CT 和 MR 两种检查方法虽有重叠的地方，但也不能互相替代，需要根据腰痛的具体症状来选择。通常腰痛的常见原因有：腰椎的骨质增生、骨折、椎间盘突出、椎管狭窄、椎管肿瘤和腰肌劳损等。其中，CT 检查可清晰地显示椎体骨性结构、脊髓、神经根的受压情况，还能观察到椎间孔和横突孔有无狭窄等，并且可通过重建得到腰椎的三维形态；而 MR 则可显示椎间盘后突，压迫硬脊膜囊和脊髓的情况，还有椎管内病变，以及周围软组织病变等情况。

因此，对于选择哪一种检查，需要根据具体不同的病症，作不同的选择，而不是越贵越好，合适的才是好的检查。

（朱海燕）

55.　为什么腿痛需要做腰椎磁共振检查

　　"医生，我臀部疼痛，一直牵拉着向下放射至整条腿，甚至脚背也有疼痛感。为啥不给我检查腿，而要给我做腰椎磁共振检查呀？"许多患者会有类似的疑问。

　　就像电话机故障，有异常噪音或者无法接通电话，很多时候其实是电话线有问题，或者是另一端的电话机故障……我们就要拨开迷雾找到原因，磁共振检查就是寻找原因的重要方法。该患者的情况，从症状来看应该是属于腰椎病变使脊髓神经受到压迫所致，所以选择做磁共振腰椎检查是一个正确的选择。

　　随着年龄的增长，椎间盘各部分都有不同程度的退行性改变，肌肉、韧带的弹性和韧性都会随之下降，当在体力劳动或体育活动中腰部遭受扭闪或撞击，抬重物时用力不当、腰部长时间劳力等，会引起腰椎椎间盘纤维环破裂，髓核组织从破裂口脱出，刺激或压迫脊髓神经根而产生腰腿痛症状，即腰腿伴根性坐骨神经痛。

　　对这一类情况进行腰椎磁共振检查，可以明确腰椎间盘的病变。而单纯性的骨质退行性改变或外伤骨折等，则采用 CT 检查更合适一些。

（华　婷）

56.　为什么腰椎磁共振不是趴着检查的

　　患上腰椎疾病后，常常需要做磁共振检查。检查时，常常有患者会有这样的顾虑和诉求："医生，我腰椎痛，仰卧检查能看清楚吗？我要不趴下来吧，让机器直接对着腰椎仔细检查。"也有患者会提议："医生，我痛得厉害不能平躺，可否趴下来检查？"

　　腰椎磁共振检查为什么选择仰卧而不是趴着检查？患者仰卧困难时，医生和家属可以采取哪些措施？让我们从磁共振检查设备及专业角度来做一个分析。

　　首先，接受腰椎信号的装置是安装在检查床上的，根据远则模糊近则清楚的一般常识，被检查的物体离接收装置越近，接收到的信号越强，图像质量也就越好。患者趴着检查时，靠近背部的腰椎离接收信号的设备距离较远，所得检查图像质量会较差，因而不能满足疾病诊断的需求。其次，趴着检查时，下腹部的呼吸运动容易造成运动伪影，导致所得检查的图像模糊，好比用相机照相过程中，被照物体移动后导致的照片模糊，也是不利于疾病诊断的。再者，仰卧姿势检查时，是适应人体生理状态的理想位置，所得图像更能反映腰椎的真实状态，有利于腰椎疾病的诊断。

　　对于因疼痛等原因不能平躺的患者，检查人员会采用将患者下肢垫高，在疼痛部位放置软垫等方法，让患者舒适地完成腰椎磁共振检查。同时在检查过程中，还需家属一同协助患者缓慢躺下，以使患者顺利完成检查。

（华　婷）

57. 为什么做增强磁共振检查需要空腹

　　做增强磁共振检查需要注射对比剂，在检查前一般要求患者空腹，主要原因是对比剂会产生过敏反应。对比剂过敏反应的常见症状是面部潮红、荨麻疹、恶心、呕吐、支气管痉挛等。在发生呕吐时，呕吐物有可能从胃到达口腔，很有可能会被吸入到肺部，引起吸入性肺炎，严重的话甚至会导致窒息。因此，一般会要求患者禁食 4 个小时以上，但可以少量饮水。如果患者有糖尿病，可携带糖果或巧克力以备需要时服用，以防止低血糖的发生。

　　另外，空腹时的上腹部增强检查会改善器官和组织的显示效果。如进食后会促使胆汁分泌，导致胆囊收缩缩小，这样会影响胆囊和胆道的显像，如果是重点需要观察胆囊和胆道的话，那就不能诊断疾病了。如果是患有胃部疾病，需要观察胃壁厚度和胃黏膜的情况，胃内充满食物的话也就根本没法观察了。

　　空腹状态下能使腹部磁共振检查图像显示得更清楚、更准确。所以，磁共振增强扫描前准备工作要充分，请尽可能按照检查的要求做好准备，使检查更顺利、结果更完美。

（龚志刚）

58. 我有糖尿病，做腹部磁共振空腹久了吃不消怎么办

磁共振是一种现在医院中用得较多的影像检查方式，在检查时针对不同部位对患者有不同的要求。对于需要腹部增强检查的被检者来说，空腹是检查的必需要求之一。主要是为了避免一旦发生过敏反应时出现意外，以及减少由于食物的存在而影响腹部内脏器的显影成像。

糖尿病患者由于其特殊的病理基础，常常不能忍饥挨饿，否则会造成患者出现低血糖症状，严重者可能会出现低血糖性休克。所以糖尿病患者在接受腹部磁共振检查时，虽然需要空腹但仍需要保持血糖值的正常。

糖尿病患者在接受腹部磁共振检查时，也不用过于担心空腹时间久吃不消的问题。如果是病房里的住院患者，也可以事先与床位医生沟通一下，特别严重、又易诱发低血糖的患者，可以让床位医生做好预防性措施，如葡萄糖加胰岛素的事先滴注干预等。门诊的患者，长时间空腹时可以通过吃巧克力、服用糖水的方法来补充体内糖类，缓解头晕、出汗、无力、恶心、呕吐等低血糖症状。

因此，糖尿病患者在接受磁共振检查时，可以随身携带一些小糖果或者巧克力，一瓶小剂量医用葡萄糖或者一小瓶糖水等，来保证应急情况时患者血糖的控制和稳定，避免患者出现低血糖症状。

特别提醒

影像学检查空腹的要求一般是禁食 4 小时，而不是很多患者理解的"晚餐后至检查前滴水不进"，安排在早上检查的患者，必要时可在中间的时间段适当吃一些东西。

（诸　瑛）

—— 专家简介 ——

诸　瑛

诸瑛，上海交通大学医学院附属同仁医院副主任技师，影像介入科技师长。

中华医学会影像技术分会青年委员，上海市医学会医学影像技术专科分会副主任委员

主要从事 CT、MR 影像技术临床工作及相关研究。

59. 我还挂着点滴，可以做磁共振吗

在医院内挂点滴是很常见的，而在挂点滴时做磁共振检查就成为很多患者担心的一个问题。其实挂点滴也不是完全不能做磁共振，而是取决于使用哪一类针头。目前可以进入磁场的有无磁针头及留置针，留置针一般为软针，其材质中不含金属，携带这类针头可以安全进出磁体间。如果患者的静脉注射针不是无磁针头，也不是软针材质，在这种情况下最好不要携带点滴进入检查区域。

通常磁共振检查区域可分为四个分区，区域一为无磁场干扰区，即患者预约、登记、咨询、候诊的区域，任何人均可自由出入；区域二为过渡区，患者在此区域中接受金属筛查、病史询问、更衣、静脉留置针的穿刺等准备工作；区域三为严格控制区，未经筛查的人员、携带有铁磁物体、铁磁设备者禁止进入；区域四为磁体间，仅允许已经去除所有铁磁体的被检者和陪伴家属进入。

目前医院内使用的钢针绝大部分是含 12.5％铬的钢质材料，一旦携带针头进入区域三或者区域四，强大的磁力会使金属物体被吸引。就好像我们生活中常常用的吸铁石能够吸引铁磁金属物品一样，如果携带普通点滴针头进入磁体间，特别在高磁场的机房，会由于强大的吸引力而将针头吸走。针头会飞速飞离人体，可能对患者的皮肤与局部组织造成较大的损伤，严重的甚至会造成对周围人员的伤害。

（诸　瑛）

60. PET/CT 和磁共振可以在同一天检查吗

PET/CT 是将 PET（正电子发射断层显像）与 CT（计算机 X 线断层摄影）两种影像设备组合在一起的一种新型的检查设备。该设备融合了 PET 和 CT 的优势，能将体内的功能及解剖信息同时显现。它出现于 2000 年左右，是与 21 世纪同步成长起来的影像设备一颗"新星"，在临床中应用范围很广泛，不仅能够将人体内病变的部分分层扫描获得解剖学成像，还能够通过注入体内的一些特殊物质进行标记，来查看体内的生物代谢情况。而磁共振是一种利用采集磁场中物质产生共振的信号来完成人体内部成像的检查，无辐射且对人体检查安全，它得到的图像清晰度高，也是医生给出临床诊断的主要设备

之一。

　　PET/CT 检查与磁共振(MR)的检查原理最大不同的点在于，一般在 PET/CT 检查过程中需要注射放射性核素示踪剂，并应用射线来检测它的行踪，即利用示踪剂在体内的位置、数量、变化的过程，来研究生物体内相应物质的吸收、分布、代谢、排泄、转移等，同时利用生物体内该物质的分布以及变化规律来作为影像诊断的依据。

　　很多患者在完成 PET/CT 检查后仍不能确定体内病变情况时，医生往往会加做磁共振成像检查。一般来说，这两个检查需要一定的时间间隔，通常相隔大约 2 天就可以了。主要原因是需要等待体内的标记物正常代谢完毕，否则会对磁共振的检查产生干扰影响。

（诸　瑛）

61.　为什么磁共振检查时间比 CT 检查时间长

　　磁共振检查对身体没有辐射伤害，但是为什么检查时间要这么长？这主要是磁共振设备的成像原理和检查流程所决定的。

　　(1) 定位扫描和设置：患者躺在检查床上后，检查医生会按要求把患者摆放到一个扫描体位，然后扫描一个定位像，并根据定位像设定扫描的位置。

　　(2) 序列选择：根据不同检查的要求，设定扫描序列，一般的情况下每个患者可能需要 3～10 个序列来完成整个扫描检查；如果不能达到诊断的要求，必要时会再增加序列扫描。

　　(3) 成像处理：每一个检查序列都需要一定的时间来完成成像处理，如梯度定位、射频发射、线圈接收、信号传输和图像后处理等。

　　一般地说，磁共振检查全过程在 15 分钟甚至更长都是正常的。

（李念云）

62.　磁共振设备不扫描时，能否推轮椅进入机房

　　磁共振设备本身就是一个高强磁场，就像一块巨大的吸铁石，磁共振设备一经励磁(在安装时给磁共振设备加上磁场)就没有开关，励磁后的磁共振设备工作与非工作状态时，其磁性都不会消失，无论何时铁磁性物质靠近都会被牢牢地吸引。

所以为了保证个人和他人的安全，患者做磁共振检查时，要严格听从医务人员指导。检查前配合去除所有的金属物品，如有特殊体内植入物要主动告知，由医生判断可否做磁共振检查。尤其如轮椅等大型铁磁物件，即使检查结束后也绝对不能推入机房。否则一旦吸到主磁体上，会造成人员的伤亡，以及上百万元的修复损失。

（李念云）

63. 磁共振检查时声音这么吵，能不能把声音关掉

很多患者做完检查都会抱怨说，里面怎么那么吵，耳朵里塞的棉花团根本就没有用。有患者提议说，能不能戴上播放音乐的耳机？磁共振出现到现在，为什么噪声这个问题还没有解决，噪声又是如何产生的？能不能把声音关掉？

做过磁共振检查的人都知道，封闭的磁共振室里不仅空间小，做检查的时间长，而且还会产生非常强烈的噪声，往往会引起部分患者的不适和恐惧。由于部分患者难以保持镇定，从而影响了后面检查的配合，比如患者因紧张而移动，则会影响图像效果。

那么磁共振的噪声是怎么来的？磁共振的噪声主要与梯度场的切换有关，在磁共振成像中用到的磁场主要包括两个成分，一是主磁场，在空间均匀分布，是产生磁共振信号的基本条件；二是梯度场，强度随空间位置不同而变化，用于定位不同人体组织的位置。一般来说同一系统，梯度场做快速切换的扫描程序产生的噪声比其他扫描要大；不同系统，梯度场越强，切换性能越好，噪声越大。

另外，噪声源的扩散主要有两种扩散路径，一是空气传播；二是固体接触扩散。噪声由梯度线圈经过这两种扩散方式或者直接传到受检查的患者耳朵里，或者引起别的部件震动，产生新的噪声源，再传入人的耳朵里，会使患者感觉噪

声更大。

　　磁共振检查的噪声是不可避免的，也不能被关闭。在扫描过程也采取了很多措施来保护患者的安全，如戴棉花团、耳机等，但是并不能做到完全没有声音。并且在检查的过程中，患者需要听医生的指令来配合检查，如吸气、呼气等，也不能让患者完全听不见。相信在未来，制造商会研制出能够主动减小噪声的磁共振机器。

特别提醒

　　磁共振设备的出产参数都受到严格的控制，都是必须控制在对人体安全的范围内的。部分患者在做完磁共振检查后，可出现双耳不适，短暂性听力下降，一般一两天后可恢复，不必惊慌。若长时间不恢复，建议到五官科检查。

（姚秋英）

64. 磁共振 3.0 T 与 1.5 T 有什么区别

　　老张原有胆囊结石，最近感到上腹部有不舒服，遂去医院看病。结果医生给开了一个上腹部磁共振检查，预约在 1.5 T 的磁共振设备上检查。老张有些心里犯嘀咕：听说这家医院还有 3.0 T 的设备，为什么不安排我在 3.0 T 设备上检查？这 1.5 T 和 3.0 T 设备到底有些什么不同呢？正在老张疑惑之际，刚巧碰到他熟悉的、医院里的放射科王主任，老张赶忙咨询。

　　磁共振因为需在一个静磁场中成像，根据场强的高低又有 0.2、0.35、0.5、1.0、1.5 和 3.0 T 不同场强的磁共振成像仪。其中的 T 是英文 Tesla 的首字母，中文翻译为特斯拉，它是磁场强度大小的单位，是采用了对磁场研究有卓越贡献的科学家特斯拉的名字来命名的，前面的数字越大说明磁共振的强度越大。

　　根据前面的解释我们知道，磁共振是有场强高低的，那么 1.5 T 与 3.0 T 的最主要区别就是场强的高低。在磁共振成像技术中，静磁场的场强是成像的一个因素，但也不是决定因素。我们通过研究和临床应用发现，在磁共振成像中，不是所有人体组织的良好显示都是场强越高越好。一般地说，3.0 T 磁共振的信噪比比较好，图像空间分辨率也更高一些，扫描时间可更短，血管成像比 1.5 T 好一些，功能成像、波谱成像、磁敏感性更敏感和精确。但它也有明显的缺点，譬如运动伪影、化学位移伪影更明显；它的屏蔽效应使腹水患者检查受到限制，对体内金属植入患者的检查限制更严格等。

相比较而言，1.5 T 磁共振除了能做很多常规的磁共振检查外，它的射频脉冲发出的噪声低，即患者在检查孔内床上受到的干扰声音小；因为磁场低，人体吸收的热量少，运动伪影和化学位移伪影小，一般腹水患者检查不受限制，对体内金属植入患者的检查限制也较宽松。

由于老张属于一般的、常规的磁共振检查，所以完全没有必要在 3.0 T 的机器上检查，否则有时候检查效果可能还不如 1.5 T 的。

（陈财忠）

65. CT 和磁共振检查肺部疾病哪个更适合

近年来由于环境污染，特别是雾霾的频繁出现，呼吸道疾病也越来越多。于是，很多个人和单位把肺部检查作为一项常规、重要的体检内容，但很多人往往不知如何选择合适的检查方式。还有不少人认为只要价格贵的检查就是最好的，其实这样的选择有可能是浪费金钱和时间，甚至有时还会耽误疾病的诊断。

那肺部检查时 CT 和磁共振选择哪个更合适呢？

CT 成像原理是：利用 X 线的穿透特性使 X 线穿过人体，由于人体不同组织、器官有原子序数和密度的不同造成了衰减差，将这些有不同衰减的射线用探测器接收下来，通过多步骤的转化和计算机的图像重建，可将这些信号转换成肉眼可见的图像供医生诊断。CT 肺部检查中，由于肺组织含有大量的空气，使之与周围组织如纵隔、肋骨等形成鲜明的对比，能够使肺部得到最大程度的显像。随着科学技术的发展，CT 使用的 X 线剂量越来越少，扫描层厚越来越薄，扫描速度越来越快，对于肺部病灶的诊断也越来越精准，4～5 毫米甚至更微小病灶都逃不过 CT 的火眼金睛。

磁共振的成像原理比较复杂一些，简单地说：当人体被置于一定场强的静磁场中后，利用无线电射频脉冲能激发人体内的氢原子核，并使氢原子核产生共振；停止射频脉冲后，氢原子核会按特定的频率发出射电信号，并将所吸收的能量释放出来，由体外的接收器接收，再经计算机图像处理，可以获得图像供医生诊断。

由于磁共振的成像特性，它常常被用于神经系统、脊柱、四肢骨关节以及腹部盆腔等的检查。另外，人体肺部组织充满了大量的气体，缺少了磁共振成像需要的氢原子，所以该部位的磁共振检查其空间分辨率及密度分辨率都不如 CT；同时磁共振检查的时间也较长，难以避免呼吸运动伪影的产生，对肺部的检查也是不利的。

因此，从肺部检查的选择来说，CT 要明显优于磁共振。

（李浩亮）

关|怀|妇|幼|

66. 乳腺钼靶与乳腺 X 线拍片是两种不同的检查吗

通常所说的乳腺钼靶就是乳腺 X 线拍片。在以往较长一段时间内,由于是采用 X 线胶片成像,因技术原因,乳腺 X 线拍片所用的 X 线机不同于其他的 X 线机,其产生 X 线的 X 线管是由金属"钼"作为靶面材料的,因此乳腺 X 线拍片也常常被称为乳腺钼靶。随着影像设备的数字化及其他技术的改进,目前医院所用的乳腺拍片 X 线机已不局限于"钼"作为靶面材料,有的采用了金属钨或铑做靶面材料,因此,我们应该将此项检查命名为"乳腺 X 线拍片"。

(毕正宏)

—— 专家简介 ——

毕正宏

毕正宏,复旦大学附属华东医院放射科副主任技师。

中华医学会影像技术分会委员,中国医学装备协会普通放射装备专业委员会委员,上海市医学会医学影像技术专科分会委员兼秘书。

主要从事放射技术、乳腺摄影技术及影像质控工作。

67. 乳腺 X 线拍片会致癌吗

乳腺 X 线拍片就如同透视、CT 检查一样,都要接触少量的 X 线。但由于设备和技术的不断改进,平均乳腺剂量每次不会超过 3.0 毫希,少于在海边小坐一天所接受的日光辐射,损伤是非常微小的,一般是不会因这些微量的放射线而得癌症。

一般地说,40 岁以上的女性至少是每隔 1～2 年做例行的乳腺 X 线拍片体检,尤其是那些未生育及高龄生育的女性,月经初潮年龄在 12 岁前及其他乳腺癌高危人群的筛查起始年龄还应适当提前。

(毕正宏)

68. 为什么做了乳腺超声检查后还需要做乳腺 X 线拍片

乳腺疾病有多种类型，其中有良性的纤维腺瘤、乳腺囊肿、乳腺炎等，也有恶性的乳腺癌、乳腺导管内癌等，不同的病变由于其形成的组织成分不同，需要有针对性更好的仪器设备来检查。

如乳腺超声检查对囊性的病变，也就是说含水多的病灶观察较好，那么在怀疑乳腺囊肿时用超声检查就比较合适。超声检查不仅方便，而且价格也低廉。乳腺 X 线拍片对钙化，尤其是对微小钙化的观察显著优于超声和其他一些检查，并且由于乳腺恶性肿瘤的特征表现之一是有微小钙化病灶，故乳腺 X 线片更有助于鉴别。

不同的检查方法都有它的优势，具体选择何种检查方式还需要根据患者的具体情况。

（毕正宏）

69. 隆胸后能做乳腺 X 线拍片吗

近年来，随着人们生活水平的提高，接受隆乳术的女性逐渐增多，而隆乳术也是目前临床常见的美容手术之一。接受隆乳术后的女性一般都会有一些疑惑："隆胸后我要怎么进行术后的评估呀？我能做乳腺 X 线拍片吗？检查时的压迫会不会把我植入的假体压爆呀？"如此等等。

首先，可以很明确地说，无论采取何种隆乳术后，都是可以进行乳腺 X 线拍片的。在美国，隆胸术后患者的乳腺癌筛查检查中，乳腺 X 线摄影检查（钼钯检查）是首选且是最有效的影像检查方法。在国内，乳腺 X 线摄影检查也是目前诊断乳腺疾病的首选和最简便、最可靠的无创性检测手段，痛苦相对较小，简便易行，分辨率高、重复性好，留存的图像可供前后对比，且不受年龄、体形的限制。但是，隆乳术后的患者有以下几点需要注意。

（1）钼钯检查时，应适当调整压迫乳房的压力，一般建议压力低于 180 牛为宜，因为过大的压力可能会引起假体破裂。

（2）将假体尽量推出照射野外。因为假体的存在可能会遮盖病变，影响乳腺腺体结构的显示，将假体推向胸壁后，腺体可以得到更充分的压迫，解剖结构和细节可以显示得更加清晰。

（3）提前与摄片医生沟通，并告知隆乳手术假体的填充方式。不同的假体植入材料，比如注射自体脂肪或者植入不同型号材质的假体，或者假体植入部位的差异都会影响检查方法的选择。

特别提醒

在乳腺钼钯检查过程中由于乳房受挤压，患者必然会有一些疼痛。隆乳术后的患者如果感到疼痛不能耐受，请及时与操作医生提出，不要因为不好意思而一味忍耐。因为过大的压力可能会引起假体破裂，这一点非常重要。

（孙　琦）

70. 我曾经做过面部注射美容，还能做 CT 或磁共振检查吗

随着微创面部美容手术的深入开展，注射美容的应用也愈加广泛，如去皱纹，凹陷、缺损部位的填充。在日常生活中，做过面部注射美容的患者也免不了会碰到需要做 CT 或者磁共振检查(MR)的时候。那么，这些注射物会对这两个检查有什么干扰吗？

首先，我们先来了解一下注射美容的基本常识。常见的注射美容有两类：一类是注射填充剂，如玻尿酸、自体脂肪、生物制剂、硅胶等，它可以缓解已经发生的自然衰老；另一类是注射肉毒素，阻断神经和肌肉的信息传导，舒展过度收缩的肌肉，使皱纹消失。不管是以上哪一种材料，都属于非金属、非铁磁性的，所以，并不会对 CT 或磁共振检查造成成像干扰。

当然，随着时间的推移，部分填充剂术后问题越来越多，很多患者出现了各种各样的症状，如皮肤疼痛、反复红肿、感染、甚至血管损伤、皮肤坏死等。特别是填充剂的游走性及毒性，引起患者极大的恐慌。对于此类患者，我们建议 CT 或磁共振检查，并做三维成像，以全面了解病变范围及程度。而对于目前无不适症状的患者，建议定期进行三维磁共振检查，以了解有无注射填充剂游走、移动。为什么推荐磁共振检查呢？ 因为，磁共振观察注射填充剂的灵敏度高于 CT，能准确地判断填充剂的范围。

综上所述，常规面部注射美容并不会影响 CT 或者磁共振检查。同时，对于注射美容引发组织并发症的患者，更需要 CT 及磁共振检查来明确诊断。

（孙　琦）

71. 备孕期间的男女双方可以做 X 线拍片吗

相信很多准父母们在准备要宝宝之前，都会收集很多备孕知识，为生一个健康快乐的宝宝打好基础。然而，由于各种原因，很多准父母们在备孕期间不得不接受医用诊断 X 线的检查。他们通常也会比较担心，并向医生询问："我最近准备怀孕，能拍片子吗？X 线辐射那么大，会不会对孕育有影响呢"？甚至，不少女性朋友在 X 线检查后，又得知自己意外怀孕时果断选择终止妊娠，一个小生命就这样被扼杀在胚胎期。那么，备孕期间究竟是否可以做 X 线检查呢？

我们所熟知的医用诊断 X 线，它常用的照射剂量是 0.01～1.0 毫希，而辐射照射诱发畸形的阈值为 100 毫希。也就是说，妇女一次拍片所接受的剂量最多也不超过胚胎致畸剂量的 1/100，所以常规剂量的一次拍片远不足以造成对胎儿的损伤。

另外，X 线照射导致发育异常的危险开始于怀孕后第 3 周，所以我们建议，对于备孕期间可能怀孕的妇女应尽量避免腹部或骨盆的 X 线检查，因为这些检查部位可能会使胎儿受到不合理的、直接的较大剂量的照射。

同时，对于正在备孕的妇女在接受其他常规 X 线检查时，请一定要告知摄片医生，医生会做好相应的防护屏蔽措施，从而使风险降到最低。

请记住一个原则：如果经期是规律的妇女，可在月经未过期的整个月经周期内进行 X 线摄片（譬如，月经周期是 30 天而且经期规律，那么在周期内任何一天摄片，都是相对安全的），因为受精卵在此期间所发生的任何不良反应都会是"全或无现象"，也就是"要么正常怀孕，要么未能着床受孕"；而月经过期的妇女，除非有确实证据表明其未怀孕，均应当作孕妇对待，必要时做妊娠试验予以排除后再进行 X 线摄片。同样，在常规剂量范围内，男方 X 线摄片也是安全的。

最后，有些朋友说："我还是担心，怎么办？"那么，请当月避孕，下月加油！祝"好孕"！

（孙　琦）

72. 备孕期间能做磁共振检查吗

如果没有磁共振检查的禁忌证,那么备孕期间是可以做磁共振的。

磁共振检查没有电离辐射,软组织分辨率高,可以多参数,多角度多方位成像,特别对中枢神经系统检查有明显的优势。磁共振成像是一种使用磁场及射频脉冲进行的检查,它安全、准确、无创伤、对人体无损伤,所以备孕期间完全能做磁共振检查。

73. 拍了 X 线拍片,要多久可以考虑怀孕

普通的诊断性的 X 线拍片单次的剂量是很小的,对身体不会造成损伤。

发育中的胚胎或胎儿对电离辐射高度敏感,辐射对胚胎或胎儿的效应取决于照射发生相对于受精的时间以及总的吸收剂量。月经来潮后的头 10 天,诊断性的射线对妇女没有危害,因为在这段时间内不会受孕。在植入前期(受精后 0～10 天)和植入期(受精后 10～14 天),受精卵植入到子宫内膜,胚胎开始形成,此期间所发生的任何效应都会发生"全或无现象"。胚胎中的细胞数很少且其性质尚未分化,这些细胞受到损伤的后果是使之不能着床或造成胚胎死亡,也可能通过全能干细胞的增殖而使胚胎不受任何影响。所以在月经来潮后 10 天以内做了 X 线拍片是不影响怀孕的,如果在月经来潮 10 天以后做了 X 线拍片,那么也是个"全或无现象",不影响在下个月经周期怀孕。

但治疗性的 X 线照射剂量会远远超过诊断性放射,如果是做了放射性治疗,那么备孕女性得咨询专业医生。不同的照射剂量和照射方式所产生的效应也不同,要在专业医生的指导下进行备孕。

(王雪珍)

74. 怀孕期间能做磁共振检查吗

孕妇在怀孕期间也会因为患上某些疾病而需要做影像学检查。如 X 线拍片、CT、磁共振、B 超等。由于 X 线拍片和 CT 都有电离辐射,发育中的胚胎或胎儿对电离辐射高度敏感,所以在有其他检查方法的情况下,一般不选择 X 线拍片或 CT 检查,而选择相对安全的 B 超和磁共振检查。

近年来随着医学的飞速发展,胎儿的发育异常可以经 B 超、磁共振做出诊断,可准确判断畸形与疾病部位及侵及范围,使得产科能及时做出产前或产时手术干预的计划,或在新生儿期及时处理,使其得到很好的疗效。

一般产前影像学检查首选 B 超。因为妊娠的前三个月为胎儿器官的形成期,不确定因素较多,磁共振成像的高磁场环境对神经系统有一定的刺激作用,所以在怀孕的前三个月者除了一些必需的情况,一般不建议做磁共振检查。

磁共振检查视野大,不受孕妇腹壁厚脂肪的影响,也不受胎儿胎位的影响,所以在怀孕的中、后期,磁共振检查能清晰显示胎儿中枢神经系统发育情况及胎盘异常等,成为妊娠后三个月很具优势的检查方法。做磁共振检查时我们也需要注意,要避免做增强磁共振检查,因为增强时注射的对比剂能通过胎盘影响胚胎发育。当然怀孕期间做磁共振检查前,首先得确认孕妇没有磁共振检查的禁忌证,有幽闭恐惧症者也不适合做磁共振检查。

（王雪珍）

75. 哺乳期妇女能否接受 X 线检查

许多哺乳期妇女会问医生:我可不可以接受胸片或者 CT 检查? 做完检查后可不可以给宝宝喂奶? 大家主要担心的问题是 X 线产生的辐射会危害身体,更担心受到的辐射通过乳汁影响婴儿的健康。

这里我们可以给各位妈妈们一个肯定的答复:可以,不用担心。

据统计,一次胸片剂量通常为 0.01～0.05 毫希,一次低剂量胸部 CT 剂量小于 1 毫希,都明显低于每约 5 毫希的公众辐射剂量值。X 线仅仅在成像时发生,不会给身体与乳汁遗留任何放射性;同时,在成像过程中也不会给乳汁带来任何效应。因此,哺乳期妇女偶尔接受低剂量的普通 X 检查,不会对身体有任何影响。X 线穿过人体时间极短,也不会在体内停留,普通 X 检查也不会破坏乳汁的营养,更不会影响母亲哺乳婴儿。

有些妈妈会提出另一个疑问:做某些 X 线检查时,医生会给自己注射药水或者让自己喝药水,这会影响乳汁质量和孩子的营养吸收吗? 答案是:不会。

在某些 X 线检查中,为了更好地发现病灶,会让患者接受注射或者口服一种增加组织对比剂的物质,称之为对比剂。其本质是碘化物(经过静脉注射,常用于 CT 检查和 X 线的造影检查)和硫酸钡(经过口服,常用于胃肠造影)。哺乳期妇女接受碘对比剂检查,不会对婴儿造成任何影响。

所以哺乳期妈妈们可以根据自身疾病诊断需要，以及医生的建议选择合适的 X 检查，包括胸片、牙片甚至是 CT 检查，不要因为过度担心而影响疾病的诊治。

（李浩亮）

76. 女性在月经期做乳腺 X 线拍片有影响吗

女性月经期由于腺体肿胀，会在一定程度上影响图像的清晰度。再者，乳腺拍片需要压迫乳腺，这有利于分离组织和减少辐射剂量。而月经期乳腺肿胀耐压性差，所以在女性月经期拍片会有一定的影响。

乳腺拍片的合适时间，一般建议在女性月经来潮后 7～10 天。绝经后妇女不受此约束影响，如需长期观察，可选择每月的固定日期拍片即可。

（毕正宏）

77. 女性盆腔磁共振检查与月经周期有关系吗

由于磁共振具有较高的软组织分辨率、视野大、多参数任意层面断层成像，又无电离辐射，所以特别适用于对女性盆腔结构和病变的检查，可以检查子宫、卵巢、阴道、膀胱、直肠与盆壁等的情况。

由于卵巢和子宫内膜厚度均随着女性月经周期的变化而变化，所以生育年龄的女性做盆腔磁共振检查，需要根据月经周期安排日期。

但有时候还要根据具体情况来做不同的要求，如只需要检查卵巢的良恶性肿瘤、子宫颈癌、子宫肌瘤等，一般则不需要考虑月经周期。

但如是检查有无子宫畸形，特别是纵隔子宫和鞍状子宫时，为了更准确地为临床提供精确的测量数据，需要选择在月经周期的中、后期子宫内膜较厚时检查。子宫内膜癌、剖宫产切口憩室，最好也是月经来潮前做检查，而卵巢肿瘤的磁共振检查无此类严格的要求。

所以女性在做盆腔磁共振检查的时候，可以根据不同的病变和检查要求，选择合适的检查时间，以期获得更准确的影像学信息。

（王雪珍）

78. 做乳腺 X 线拍片时乳腺很痛，还有溢液，要紧吗

乳腺 X 线拍片时乳腺被压迫，会有点疼痛，这是正常的。

一般情况下，乳腺摄影时常规体位下，乳腺受到的压力大约是 120 牛，但是，乳腺摄影技师也会根据患者的耐受程度和工作的经验适当地调整压力，以适应拍片的需要。当然，为了获得一张高质量的乳腺 X 线片，适当的压迫也是必不可少的，还有乳腺拍片选择合适的检查时间也非常重要。

在进行乳腺 X 线拍片时，由于要压迫乳腺而导致乳头有溢液，也是没有关系的，不要因此紧张。这是由于压迫的缘故，使乳腺内的液体通过乳腺导管流了出来而已。

特别提醒

非检查压迫时出现乳头溢液则要引起重视，这在正常非哺乳期妇女中很罕见。溢液可分为生理性和病理性两类：生理性溢液可发生于哺乳期或摄入引起高分泌性的药物。由药物引起的溢液一般终止用药后即可停止分泌。而病理性溢液常常是在非哺乳期、非药物诱发的自行流出的乳头溢液，这也分两种：乳腺外型和乳腺内型。病理性的乳腺溢液需要做进一步的检查以确诊治疗。

（王雪珍）

79. 小孩不能配合做磁共振检查怎么办

磁共振检查扫描时间比较长，一般情况下，单独一个部位进行磁共振平扫检查的时间为 10～30 分钟；如果病变复杂则需要增加特殊的检查序列，检查时间会更长。其次，磁共振检查的噪声较大，容易让孩子产生恐惧感，智能差的孩子更难配合。儿童乱动会引起运动伪影，造成图像无法看清楚，就像拍照时因为抖动，造成图像模糊，无法显示真实优美的景色。

6 岁以上智力正常的儿童，进行耐心详细的说明，甚至让其先参观一下其他患者的检查，等其理解了，能够主动躺上检查床，同时有家长陪同的情况下，一般都能顺利完成检查。但是对于年龄较小、不能主动配合的儿童，通常在检查前 30 分钟按照体重给予一定量的镇静药物，等睡熟后，在儿童耳朵内放上耳塞，再

做磁共振检查，一般也能顺利完成检查，得到符合诊断需要的图像。

（华　婷）

80. 孕妇可以做 X 线检查吗

金女士因宫寒，结婚 2 年未生育，在坚持针灸治疗半年后出现早孕反应，今天来医院检查确诊已经怀孕。但这让金女士万分难过过，因上周单位安排健康体检，其中有拍摄胸片项目，这肚子里的孩子到底是要还是不要呢？

确实，大剂量的 X 线会对胎儿造成损伤，严重的话造成如流产、胎儿生长障碍、小脑畸形智力发育障碍等。

但诊断性的 X 线与治疗性的 X 线是有区别的，绝大多数诊断性的放射性检查不会造成胎儿伤害。实际上一旦怀上孩子，有时还有可能因为某些疾病或者意外需要使用 X 线检查做出正确诊断。

研究表明，胎儿只有受到高于 100 毫希的照射才可能出现健康问题，并且是在孕妇怀孕 8～25 周（最为敏感）。孕妇接受单次胸部 X 线检查，腹中胎儿受到的照射剂量为 0.000 2～0.000 7 毫希。通俗地讲，普通 X 线曝光中胎儿接收到的是非常小的照射剂量，而且通常孕期做 X 线检查时，孕妇的腹部是会用铅围裙保护起来的，更进一步降低对胎儿的照射剂量。

所以，孕妇在怀孕期间可以接受单次 X 线检查。

一些女性在知道怀孕之前及怀孕初期因为某些原因照射了 X 线，因此惶恐不安，加上身边朋友与家人的建议，导致这些女性一咬牙只好选择堕胎。其实这种选择是不必要、不科学的。但是如果孕妇需多次接受 X 线照射，则需要咨询放射学专家，请他们帮助计算胎儿可能受到的总照射剂量、对胎儿可能产生的影响，再根据具体情况确定是保留还是中断妊娠。

（诸　瑛）

81. 哺乳期做了磁共振检查后对孩子有影响吗

萌萌在月子中心坐月子已经 2 周了，但是良好的环境和优质的服务并没有改善她的坏心情。原来萌萌生完宝宝后一直感觉头痛，头痛不是病，痛起来还真要命，医生建议她做个头颅 MR 检查以排除颅内的器质性病变。萌萌很想检查清楚啥原因引起的头痛，但是又担心在哺乳期做了 MR 检查，会对孩子有不良影响。

萌萌的想法可以理解，但是请新妈妈们放一百个心，做磁共振检查不会影响新妈妈的身体健康，更不会影响母乳质量，回家即可给宝宝喂奶。

MR 又叫磁共振，其原理是利用原子核在磁场内共振产生的信号经重建成像的一种技术。MR 技术是一种较新的、能快速、安全、准确地对患者进行辅助临床诊断的影像学检查技术，其优势之一就是无辐射损伤，能敏感地检出组织成分中水的变化，能有效和早期地发现病变。

因为磁共振无辐射损伤，所以哺乳期及怀孕中、后期的女性都可以做此项检查。磁共振检查对患者本身及孩子都没有影响，更不用说对乳汁的影响，是一种非常安全的检查技术。

（诸　瑛）

生｜活｜防｜护｜

82. 去放射科拍片为什么要让我脱衣裤甚至内衣

几天前小王去健身房游泳后，连续几天发热，自己服用退热药后仍不见好转，期间并伴有面色潮红和咳嗽、胸痛，父母焦急之下将她送至医院就诊。医生初步检查后让她做了血液化验，结果检验报告显示中性白细胞百分比超过 70%，白细胞总数超过 10×10^9/升。根据临床表现医生怀疑她是细菌感染引起的肺炎，并要求她去拍摄 X 线胸片以明确诊断。在 X 线检查室，虽然当时小王因发热浑身无力，神志也有些模糊，但当听到检查医生和技师要求她脱去外套以及含有金属物的内衣时，她还是有些犹豫——拍个胸片都需要脱掉这些衣物吗？

我们知道，X 线胸片是胸部体检及常见疾病的首选检查方法，其特点是检查速度快、方便、辐射剂量较低、费用低廉，肺部的很多病变如肺炎、结核和肿块等都能通过 X 线胸片发现。X 线之所以能使物体在胶片上成像，是由于 X 线具有穿透特性，该穿透特性能分辨人体内的细小物体，而衣服上的金属拉链、含金属物的内衣恰恰是拍片时的大忌。因为金属的物质由于原子序数高、密度大，在照片上会呈现白色，其形状会等同于衣物上的金属物质。而肺在照片上表现为黑色，由于金属物质的存在就遮挡了肺部疾病的观察。当然，除金属物质外，像中药方中的膏药、敷料，甚至腰间的橡皮筋等，都会在照片上形成影像，轻则混淆了正常图像的显示，重则造成伪影影响病变的显示，或遮蔽病变，导致漏诊误诊。

当值医生和技师一番解释，使小王恍然大悟。随后小王脱去身上含金属物的衣物，换上医院备用的、无金属物的病衣，顺利完成了检查。

（徐　冰）

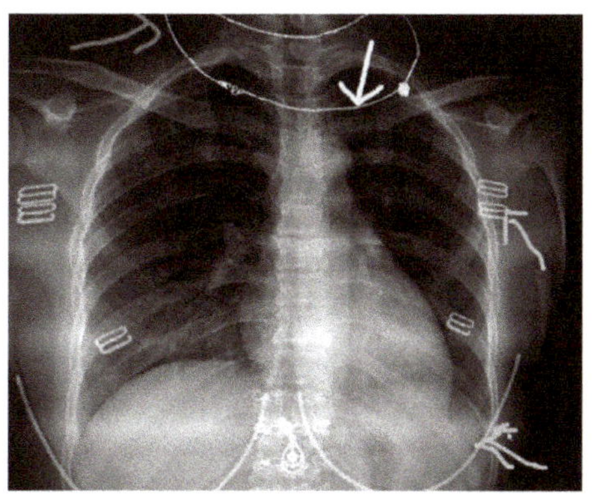

▲图中上箭头所指的是戴在脖子上的项链，中、下箭头指的是含金属物的内衣

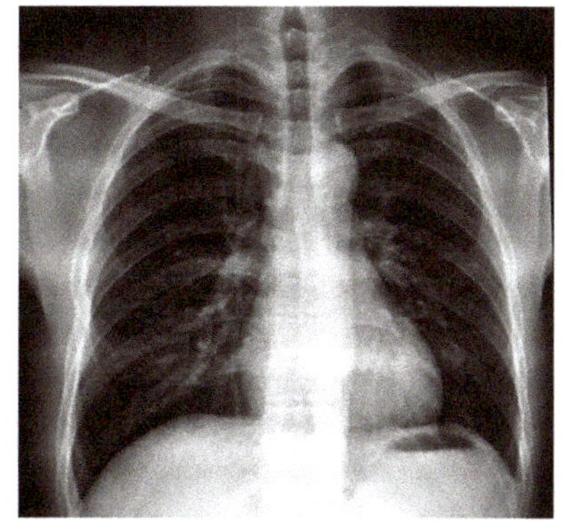

▲去除了金属衣物拍的片子

83.　为什么检查的部位不是感觉疼痛的部位

　　小刘是工地上的农民工，平时负责搬砖、水泥等重物。一天早上，他突然觉得一侧腿脚麻木，行走受限。原本以为休息一会儿症状会消退，但是没想到症状越发严重，工地负责人见状便让一位工友陪着小刘来医院就诊。小刘和工友拿着骨科医生开具的摄片申请单来到影像/放射科，在摄片过程中小刘还与摄片技师特别说明，自己是腿脚麻木，是腿有问题。但骨科医生开的拍片部位是腰椎，这让他很不理解：为什么我明明是腿不好、不能行走，怎么让我拍什么腰椎摄片？

　　事实上，医生是考虑小刘由于经常搬重物，可能导致腰肌及椎体韧带受损，椎间盘突出压迫脊髓神经，引起了腿脚麻木的症状。通过拍片后发现，小刘确实是腰椎有问题。一般地说，腰椎间盘突出压迫神经后，会引起神经症状，即小刘所说的腿脚麻木。由于在解剖上腿部的感觉神经发起于腰脊髓的根部，所以，尽管感觉是腿部不好，但实际上问题还是出在腰部的椎间盘上，骨科医生的初步诊断是正确的。同样的情况有时也会发生在急性阑尾炎的早期，阑尾的正常位置是在右下腹，而急性阑尾炎早期的疼痛很多时候会先从脐周或上腹部开始。所以疼痛的位置有时候并不一定是发生病变的部位，具体情况还需要临床医生根据经验判断。

（徐　冰）

84. 为什么肚子痛得站不起来了还不能躺着拍片

患者家属：医生医生，我妈妈肚子痛，您快拍个片子给她看看吧。

影像技师：阿姨，您在这边站好，我先给您拍一张腹部立位片。

患者家属：什么？我妈妈肚子痛得都站不起来了，躺着不能拍吗？为什么还要站着拍？

其实腹部片站着拍和躺着拍是有区别的。

卧位腹部平片，俗称"躺着拍"；立位腹部平片，俗称"站着拍"。有些疾病躺着拍的时候能看得很清晰，而有些疾病在腹部卧位片上表现得不是很明显，但是换一个角度站起来拍一张，就立刻原形毕露了。

举几个例子：

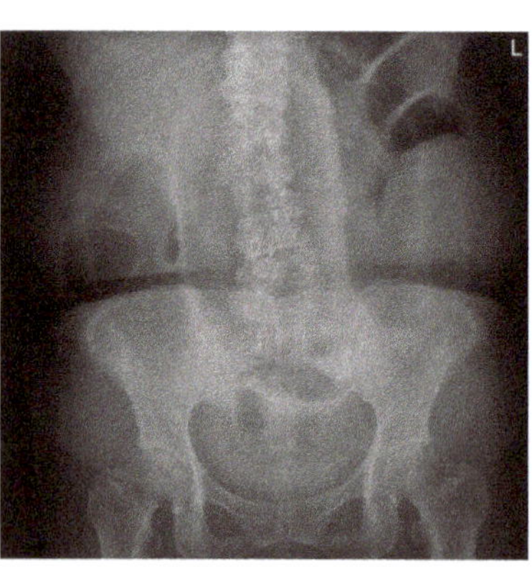

▲肠梗阻腹部卧位片

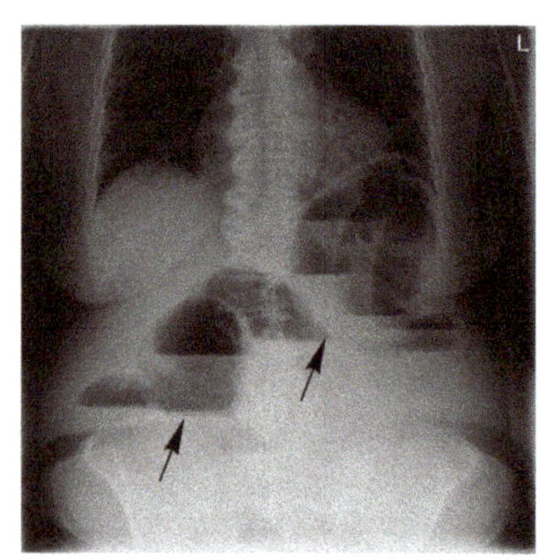

▲肠梗阻腹部立位片

（1）肠梗阻：最常见急腹症之一。

这两张图片是同一名患者，左侧是腹部卧位片，右侧是腹部立位片。从卧位片上看并没有征象表明该患者发生了肠梗阻，但腹部立位片上可以明显看到肠管发生了像楼梯一样的改变（箭头所指），这是肠梗阻在影像学上的特征表现。

肠梗阻是最常见的急腹症之一，尤其老年人、儿童以及肠道动力较差的人比较容易发生（其他人群也会发生），如果不及时治疗很容易危及生命。单独拍摄腹部卧位片不能清晰地反映肠管的变化，所以一旦临床医生发现患者有疑似肠梗阻的症状，拍摄腹部立位片是非常有必要的。

（2）胃肠道穿孔：较常见急腹症之一。

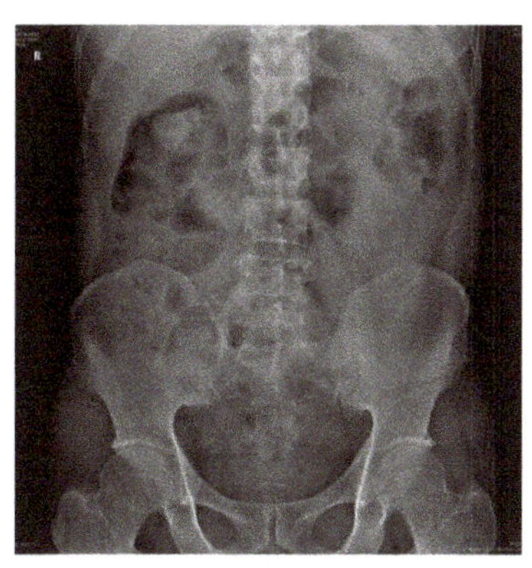
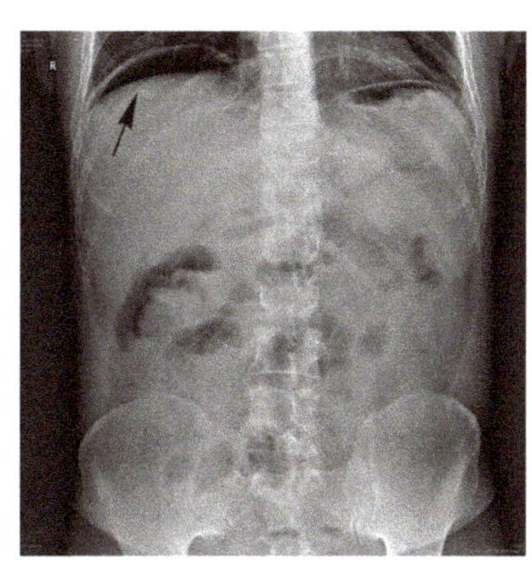

▲ 胃肠道穿孔腹部卧位片　　　　▲ 胃肠道穿孔腹部立位片

这两张图片也是同一名患者，左侧是腹部卧位片，右侧是腹部立位片。从腹部卧位片上乍一看并没有发现什么问题，但是在立位片上可以明显看到右侧膈肌下有一条原本不属于那里的透亮弧线（箭头所指），这是膈下游离气体。膈下游离气体的出现，说明患者极有可能发生了胃肠道穿孔。

胃肠道穿孔主要由消化道溃疡引起，平时饮食不规律、喜欢吃冷饮和辛辣刺激食物的年轻人容易发生。胃肠道穿孔是比较常见的急腹症之一，如果不及时治疗也会危及生命。

所以一旦医生怀疑有胃肠道穿孔的发生，肚子再痛也要坚持配合拍摄腹部立位片。

（3）腹腔内异物：有些患者"勇气可嘉"，吞下异物，引起急腹症。

这时候就需要拍摄腹部立位片和卧位片进行对比，观察异物的形态、性质、位置，以及是否随体位变化移动，以便临床医生及时取出异物。

（4）其他：拍摄一张腹部平片并不是只看肚子里的器官，只要显示在图像上的包括腰椎、骨盆、肌肉等，医生都会仔细检查并且把异常和正常写在影像报告上。

从上面这几个例子可以看出，腹部立位片和腹部卧位片虽然名字相似但是差别还是很大的，躺着拍不能解决所有问题。在没有明确病因的情况下，腹部立位片和腹部卧位片经常同时拍摄。就像人的左右手，虽然一只手也可以做很多事情，但是两只手配合效果会更好。

特别提醒

肚子痛时拍摄腹部立位片是很有必要的，所以即使肚子再痛也一定要坚持配合影像技师拍摄。我们会看情况允许家属穿戴防护铅衣后在检查机房陪伴患者检查。如果实在无法站立，可以向临床医生反映，更换其他不需要站立的检查，比如 CT、超声等。

（戴工华）

85. 患者躺在床上不能动，为什么不能做床边CT

生活实例

某大楼施工现场，一台起落架突然失控，从 7 米高空坠落，部分施工人员被砸伤，其中重伤员李某被送往附近医院进行抢救。李某在送往医院途中发生过休克，在急救了 30 分钟后生命体征渐趋平稳。鉴于患者的情况和国内外有使用移动式床边 CT 的案例，急诊医生想联系放射科是否可用，但被告知该医院也无此设备。无奈，患者只能在家属与急诊医护人员陪同下去放射科进行 CT 检查。

近年来，国内外的一些医院出现了小型的、移动式 CT，但多数是在医院的手术室、重症监护室及个别的特殊场所使用。移动式 CT 的特点是体积小、重量轻、可根据使用需要灵活地移动，对使用环境条件要求也低。由于移动式床边 CT 和类似的 CT 设备投入市场的时间不长，我国的数量较少，只有极少部分医院拥有此设备。

另外，移动式床边 CT 机也有较大的缺点：如设备昂贵、利用率低、可用检查范围有限，以及辐射防护不理想，射线对医务人员、患者和周围人员损伤较大。鉴于以上情况，国内绝大多数医院并未将移动床边 CT 纳入医院放射管理体系中。尽管我国也已有使用移动式床边 CT 的先例，但因其弊病诸多仍未能够得到普及。此类设备在辐射防护、人员安全和检查范围扩展等各个领域，仍有待进一步改进、临床使用验证以及专家的研究论证。

（徐　冰）

86. 身上有伤口，能做磁共振检查吗

老李两个月前刚做完肠癌手术，今天去医院复查，主治医师为他开出磁共振检查单，要求做盆腔磁共振检查。老李自我感觉良好，只是刀疤区有时还有一些隐痛。这种情况可以做磁共振吗？带着疑问，老李来到放射科前台咨询。服务台工作工员详细询问病史后，告诉老李检查无妨。

一般的外伤伤口，在做好清创后（清除内部和局部的金属、铁质异物），做磁共振都是安全的。手术后伤口，采用常规缝线缝合的，做磁共振检查是安全的。无磁性的金属缝线、金属缝钉，植入后马上做磁共振也是安全的；弱磁性的金属缝线、金属缝钉等，一般需要植入 6～8 周后方能做磁共振检查，同时建议在场强≤1.5 特的设备上检查。

目前，老李感觉伤口表面有些痛痒，肠癌手术用的是钛合金材质的吻合器，这些都不影响做磁共振检查。且老李已手术后 8 周，因此老李被安排在了 1.5 特的磁共振设备上做检查。

（陈财忠）

87. 能带着隐形眼镜做磁共振检查吗

小王姑娘最近颈椎病又犯了，医生开了磁共振检查。小王姑娘有轻度近视，天性爱美，平时喜欢佩戴美瞳接触镜。那么，带了隐形眼镜能做磁共振检查吗？

回答是可以做。因为一般的隐形眼镜材料是水凝胶和硅水凝胶，并不含金属成分和铁质成分，所以不影响磁共振检查，也不会对被检者造成伤害。美瞳接触镜只是在原来的基底材料上做了一些色彩的相应处理，也无磁性物质及铁质物质，因此，也不会有危险产生。日常生活中，医院里经常会有这样的患者做检查，都没有什么不良反应。

（陈财忠）

88. 腰椎磁共振检查时可以顺带检查肾脏吗

老赵近来腰酸背痛，偶尔还伴有一侧下肢麻木，骨科医生就建议他做一个腰椎磁共振检查。老赵心想：肾脏疾病也常有腰部酸痛的表现，肾脏不是靠近腰椎吗？我让影像科医生顺带把肾脏也检查一下吧。

检查当天，老赵把自己的想法告诉了影像科医生。影像科医生跟他说："一会儿您就明白了，请去除身上所有金属及磁性物品后躺到检查床上吧。"检查后，老赵就急切地问道："我的腰椎和肾脏怎么样了？"影像科医生指着屏幕上的图像说："您看这中间是腰椎，图像清楚、组织对比良好；再看看腰椎两侧的肾脏，信号不均、模糊不清。"

为什么一张磁共振片上腰椎显示这么清楚，肾脏却模糊得没法诊断呢？这是因为一方面，腰椎和肾脏检查所用的线圈（接收磁共振信号的装置）是不同的，腰椎线圈是单片的（脊柱线圈），事先放在检查床上了，所以患者直接躺上去就能扫描。如果是检查肾脏，医生需要换一个腹部线圈，它是两片的，受检者躺上去时，一片放在背后一片盖在受检者身上，然后用绑带固定。

另一方面，腰椎和肾脏的扫描序列也是不同的，肾脏会随着呼吸而轻微运动，我们要用快速扫描序列，检查时要求受检者屏住呼吸；而腰椎扫描不受呼吸影响不需要屏气。

所以，一次磁共振检查同时观察肾脏和腰椎的想法，是不现实的。

（张沉石）

89. 为什么已做过 CT 检查，还要再做磁共振检查

王阿姨拿到 CT 报告，就来气，上面写着"脑干区可疑低密度影，建议磁共振进一步检查"。王阿姨想：这个医生怎么这么不负责任，才做完 CT，又要做磁共振……王阿姨气呼呼地来到医务科，接待她的王科长以前也是放射科医生，一番耐心细致的解释，才使王阿姨茅塞顿开，冰释前嫌。

首先，CT 与磁共振虽然都是目前影像检查的两大主要法宝，但两者的成像原理是不同的，所以两者的应用范围也有所不同，在人体各系统检查中担当的角色也不同。一般来讲，对检查头颅有无骨折、出血，CT 占优势；但是对后颅窝、脑干区域，CT 受骨骼伪影干扰大，判断疾病受到限制，这时，磁共振的优势就明显了。通常对早期的脑梗死，脑干区域的出血或梗死，脑内微小出血、缺血，脑血管畸形、脑肿瘤、脊髓空洞症、椎管肿瘤、脱髓鞘病变、听神经及周围神经成像等，磁共振都比 CT 优势明显。

磁共振的软组织分辨率高，能清晰分辨关节软骨、软组织、韧带、肌腱的不同信号，但对骨刺、韧带钙化的显示不如 CT。还有，肺部由于充满气体，缺乏水分，而磁共振是利用水分子中的氢质子成像的，所以，肺部检查 CT 优于磁共振。

磁共振检查序列多，信息量大，且无辐射危害，有时候不需要注射对比剂，就能达到诊断目的，避免了对比剂过敏的风险，因此也受到了临床医师的喜爱。故一般腹部及盆腔脏器，除了肠道，磁共振检查都能很好地胜任，尤其是磁共振检查可以做任意方向的切面成像，对临床医生了解病变和周围组织的关系，制订手术方案非常有帮助。

除了能得到满意的解剖图像，磁共振还能做波谱分析，从而得到组织的成分组成，为正确诊断提供依据。王阿姨的报告提示可能存在脑干区病变，那就最好做磁共振检查。

（陈财忠）

90. 床边拍片时周围人可采用什么防护措施

床边拍片，顾名思义就是放射科技师推了一台移动式的 X 线机到病房、监护室、手术室等，为不便移动的患者进行普通 X 线检查。

我们都知道，X 线检查在为广大患者带来有价值的医学信息的同时也附带了少许的辐射损伤；另外我们也知道，用于诊断目的的 X 线辐射剂量是很微小的。不过即便是再小的辐射剂量，在病房、监护室、手术室等场所都缺乏放射防护的情况下，我们也要对周围的患者、医护人员等尽量采取必要的防护措施。

在各种各样的防护措施中，距离防护是最有效的。对医护人员和非检查的患者来说，在有条件的情况下尽量远离放射源，可避免辐射损伤。而对于因疾病原因不能移动的非检查患者，放射科技师也会采取避免对着非检查患者方向进行照射的方式来减少辐射。如把移动 X 线机放置在两个病床中间，并且拍摄时把 X 线照射野尽可能调到最小的范围内，以避免不必要的照射。再如减少重复拍摄也是一种重要的防范措施，影像检查技师会选择尽可能短的曝光时间拍片，以避免此类情况的出现。

因此，对于 X 线辐射不要盲目地恐惧，毕竟用于诊断目的的 X 线辐射剂量是非常低的。

（彭海腾）

91. 做完磁共振后身上会残留磁场吗

磁场是一种看不见、摸不着，但是又真实存在的有强度、有方向的物理现象，它主要存在于电流、运动电荷、磁体或变化电场周围。人体是由细胞构成的，而细胞又是由更小的分子和原子构成的。原子包含原子核和围绕着原子核不停运动的电子。原子核本身带有电，而且正常情况下原子核一直处于运动状态，带电的原子核不断运动便产生了磁场，因此，人体的本身就带有磁场。人体内有很多能够产生磁场的原子核，正常情况下这些磁场不受任何约束，是朝着各个方向的，就像打开的一盏灯，灯光可以照向四面八方。

当受检者做磁共振检查时，磁共振机器会在短时间内向人体施加另外一个磁场，让原本杂乱无章的磁场只能沿着我们规定的某个方向走，就好像在亮着的灯上加了一个罩子，让光线只能照向某个方向，被灯罩遮住的地方光线就无法透过去。前面也说了，磁场只能存在于某些能够产生磁场的物质的周围，就像是一盏灯，只能够照亮灯的周围，再远就看不见了。

磁场也是这样，受检者只有在机器的周围才能受到机器发出的磁场的影响。当做完检查，离开机器，磁场自然也就"照"不到了。因此，离开磁场后人体不存在残留的问题，自然也就不会对家人造成任何影响。

（陆　伦）

CHAPTER THREE

微辞典

以下为本书中及日常医学影像检查中常涉及的一些专业名词。这些简要的名词解释，可帮助读者快速查阅和理解。

1. DR

DR 是英文 Digital Radiography 的缩写，其中文名称为"数字 X 线成像系统"，是在传统 X 线机的基础上发展起来的一种数字化 X 线摄影技术。医院里 X 线摄影和家庭所用照相机一样，近年来数码成像替代了原来的胶片（胶卷）成像，其原理是物理探测器接受穿透人体的 X 线并转换为数字信号，再由计算机重建图像及进行一系列的图像后处理。由于采用数字成像技术，可在数秒钟内快速显示 X 线摄影图像，并可以根据需要对图像进行各种后处理：如图像放大、图像拼接、兴趣区明暗程度的调节以及距离、面积测量等。另外由于探测器对 X 线光量子检出效能比以往的胶片高，较低的 X 线剂量也能获得用于诊断的图像，降低了患者所接受的 X 线辐射剂量。

（王敏杰）

2. CT 灌注成像

CT 灌注成像是近年来发展起来的一种新技术。其原理是经静脉快速注射对比剂后，在对比剂随血流第一次通过需观察组织或器官时进行快速、连续的扫描。之后利用专用软件测量所获得图像各像素值的动态变化，最终结算出需观察组织或器官一系列的血流动力学参数。就此来判断这一组织或器官是否缺血以及缺血程度，为临床医生进行治疗提供依据。

（王敏杰）

3. B 超

超声在人体内传播时，由于人体各种组织有声学的特性差异，超声波在两种不同组织界面处产生反射、折射、散射、绕射、衰减以及声源与接收器相对运动产生多普勒频移等物理特性。应用超声诊断仪接收这些反射、散射信号，显示各种组织及其病变的形态，可诊断和治疗疾病。在临床上应用的超声诊断仪有许多类型，如 A 型、B 型、M 型、扇形和多普勒超声型等。B 超是其中一种，是目前临床上应用最广泛和简便的一种。通过 B 超可获得人体内脏各器官的各种切面图形，可以清晰地显示各脏器及周围器官的各种断面像。由于图像富于实体感，接近于解剖的真实结构，所以应用超声可以早期明确诊断。现在被广泛运用于肝、胆、肾、膀胱、子宫、卵巢等多种脏器疾病的诊断。B 超检查的价格也比较便宜，又无不良反应，可反复检查，目前已成为现代医学中不可缺少的诊断方法。

（王敏杰）

4. 彩超

彩超即彩色超声，诞生于 20 世纪 80 年代，是由普通 B 超发展而来。普通 B 超就像黑白照片，彩色 B 超就是在其基础上多了一个彩色多普勒功能，可以在黑白图像上看到彩色的血管，当彩色多普勒功能关闭的情况下，它依然是黑白 B 超。由此可见，彩超既具有普通 B 超结构图像的优点，又同时提供了血流动力学的丰富信息，在临床上被誉为"非创伤性血管造影"。目前主要用于心血管疾病诊断和对腹腔各脏器内血管管腔大小、流速快慢、方向及侧支循环等情况做出判断。

（王敏杰）

5. SPECT

单光子发射计算机断层成像术（SPECT），是利用放射性同位素进行成像的一种技术。这一技术主要可用于：

（1）骨骼显像。SPECT 是早期诊断恶性肿瘤骨转移的首选方法。可进行疾病分期、骨痛评价、预后判断、疗效观察和探测病理骨折的危险部位。

（2）心脏灌注断层显像。主要用于心肌缺血的诊断。可评价冠状动脉病变范围，对冠心病危险性进行分级；评价冠脉狭窄引起的心肌血流灌注量改变及侧支循环的功能，评价心肌细胞活力；对心肌梗死进行预后评价和疗效观察；观察心脏搭桥术及介入性治疗后心肌缺血改善情况。同时可用于心肌梗死的诊断，心梗伴缺血的诊断，判断心肌细胞存活情况。

（3）甲状腺显像。SPECT 对于异位甲状腺的诊断和定位具有独特价值，对甲状腺结节功能的判断和良恶性鉴别，具有较高诊断价值。以及用于甲状腺大小和重量的估计等。

（王敏杰、徐　英）

6. PET

正电子发射计算机断层显像(PET),是目前唯一可在活体上显示生物分子代谢、受体及神经介质活动的新型影像技术,现已广泛用于多种疾病的诊断与鉴别诊断、病情判断、疗效评价、脏器功能研究和新药开发等方面。

(1)肿瘤患者。目前 PET 检查 85% 是用于肿瘤的检查,这种检查对于恶性肿瘤是否发生了转移,以及转移的部位一目了然,这对肿瘤诊断的分期,是否需要手术和手术切除的范围起到重要的指导作用。

(2)神经系统疾病和精神病患者。可用于癫痫灶定位、老年性痴呆早期诊断与鉴别、帕金森病病情评价以及脑梗死后组织受损和存活情况的判断。

(3)心血管疾病患者。能检查出冠心病心肌缺血的部位、范围,并对心肌活力准确评价,确定是否需要行溶栓治疗、安放冠脉支架或冠脉搭桥手术。

(王敏杰、徐　英)

7. PET/CT

正电子发射计算机断层显像/X 线计算机体层成像仪(PET/CT),是一种将 PET 和 CT 两种影像技术结合在一起的新型的影像设备。单 PET 进行核医学显像时,有其他诊断设备无法比拟的早期发现灵敏性等优越特性,但因药物及其原理所限,其定位精度不够好。将 PET 和 CT 设计为一体,扫描时根据需求同时进行 PET 显像和 CT 成像,并由工作站将两种图像融合到一起,可达到更好的鉴别和定位。目前主要用于肿瘤疾病的诊断与治疗中的疗效评价;准确、无创伤地诊断有症状或无症状冠心病;大脑各种疾病的定性、定位诊断。

(王敏杰)

8. PET/MR

正电子发射断层显像/磁共振成像(PET/MR),是将 PET 的分子成像功能与 MR 卓越的软组织对比功能结合起来的一种新技术。PET/MR 检查与PET/CT 比较,其放射性对人体的损伤可以大幅度减低,因为 MR 对人体无任何放射损伤。PET/MR 检查与其他手段相比，它的灵敏度高、准确性好，对许多疾病（尤其是肿瘤和最为常见的心脑血管疾病）具有早期发现、早期诊断的价值。但 PET/MR 一次检查时间长、检查费用高，目前尚不能在临床上广泛使用。

（王敏杰）

9. 阳性结石

泌尿系统大部分的结石成分中含钙盐，而钙比人体其他组织有更强的 X 线吸收能力，因此在 X 线照片上可以看到此类结石，医学上称之为阳性结石。另有部分结石不含钙盐成分或者含钙量很少，像尿酸结石和胱氨酸结石，在 X 线照片上就看不到，称之为阴性结石。也就是说：X 线照片没有显示结石影时，并不一定说明没有结石，此时可进行 B 超检查，B 超对阳性或阴性结石均能检查到。当然，阳性结石和阴性结石在治疗上没什么区别，发现了都建议尽早处理。

（王敏杰）

10. CTA

CT 血管成像（CTA）是将 CT 增强技术与薄层、大范围、快速扫描技术相结合，其方法是在静脉内注射含碘对比剂后利用 CT 采集数据，通过计算机后期处理，显示人体某部位血管。具有无创伤和操作简便的特点，对于血管变异、血管疾病以及显示病变和血管关系有重要价值。CT 血管成像时仅需在静脉中快速注射含碘对比剂，在一定的时间内进行 CT 扫描，可以部分取代微创的数字减影血管造影（DSA）检查。

（王敏杰）

11. MRI

MRI 是英文 Magnetic Resonance Imaging 的缩写，它的中文名是磁共振成像，目前也被广泛简称为 MR。

MRI 目前已广泛应用于人体各系统的影像诊断，尤其是在颅脑、脊髓、心脏大血管、骨骼关节、软组织及腹部实质性器官等方面,能获得非常好的图像。

（王敏杰）

12. MRA

磁共振血管造影(MRA)有两种方法:一种是不需静脉注射磁共振对比剂,利用流动的血液与静止的血管壁及周围组织形成对比而直接显示血管,称为直接 MRA;另一种方法是在静脉内快速注射磁共振对比剂后,来实现高对比度显示人体血管,类似于 CTA,称之为对比剂增强磁共振血管成像(CE-MRA)。

直接 MRA 与 CE-MRA 各有优势。直接 MRA 不用对比剂,简便无创,成本低,但扫描时间较长、细小病变不易发现。CE-MRA 成像范围大,对血管腔的显示比直接 MRA 更为可靠,与 CTA 类似。和 CTA 相比,MRA 具有无辐射的优点,但成像时间较长,因图像分辨率相对较低,对细小血管的显示能力较 CTA 差,目前尚不能广泛应用于冠状动脉成像。

（金爱国,王敏杰）

—— 专家简介 ——

金爱国

金爱国,副主任技师,海军军医大学附属长海医院影像医学科。

上海市医学会医学影像技术专科分会委员。

从事医学影像技术工作,擅长 MR 等各项特殊检查技术。

13. MRCP 与 ERCP

MRCP 即磁共振胆胰管成像,是利用磁共振水成像技术使胆胰管内液体呈现高信号,而周围实质性组织和流速快的血液呈低信号或无信号,从而达到显示胆胰管的目的。它具有无创伤性、无放射性、无需使用对比剂、显示效果好的优点,主要适应证包括胆管结石、胆管和胰腺的肿瘤以及炎症等。

ERCP 即经内镜逆行胰胆管造影,是通过内镜将导管经口、咽、食管、胃、十二指肠降部和十二指肠乳头,选择性插入胆管或胰管,然后注入对比剂,在 X 线机下对胆道和胰管进行显像。它虽是一种有创性检查,但可以在检查的同时进行治疗,如发现有肿瘤和梗阻时可以取出肿瘤标本,送病理检查和放置支架解除梗阻；如有肝外胆管结石，则可以通过相关工具把结石取出。

MRCP 安全无创，可用于胰胆管疾病的筛查；而 ERCP 虽是有创性，但创伤小、恢复快，对临床怀疑有胰胆管疾病的患者，具有诊断和治疗的双重优势。

（胡顺东）